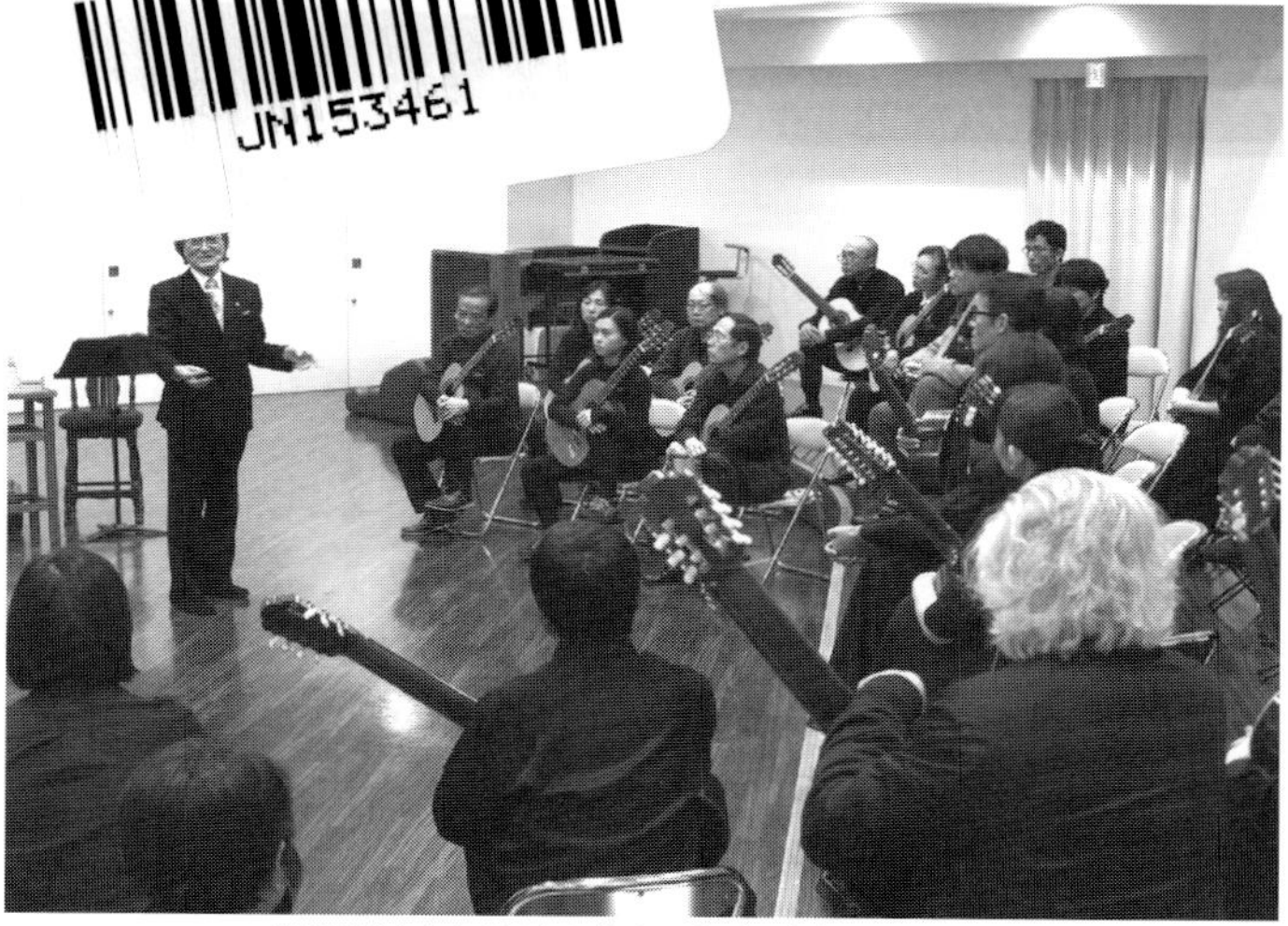

指揮者は立ち続ける体力・知力が求められます
（国際新堀芸術学院の授業より）

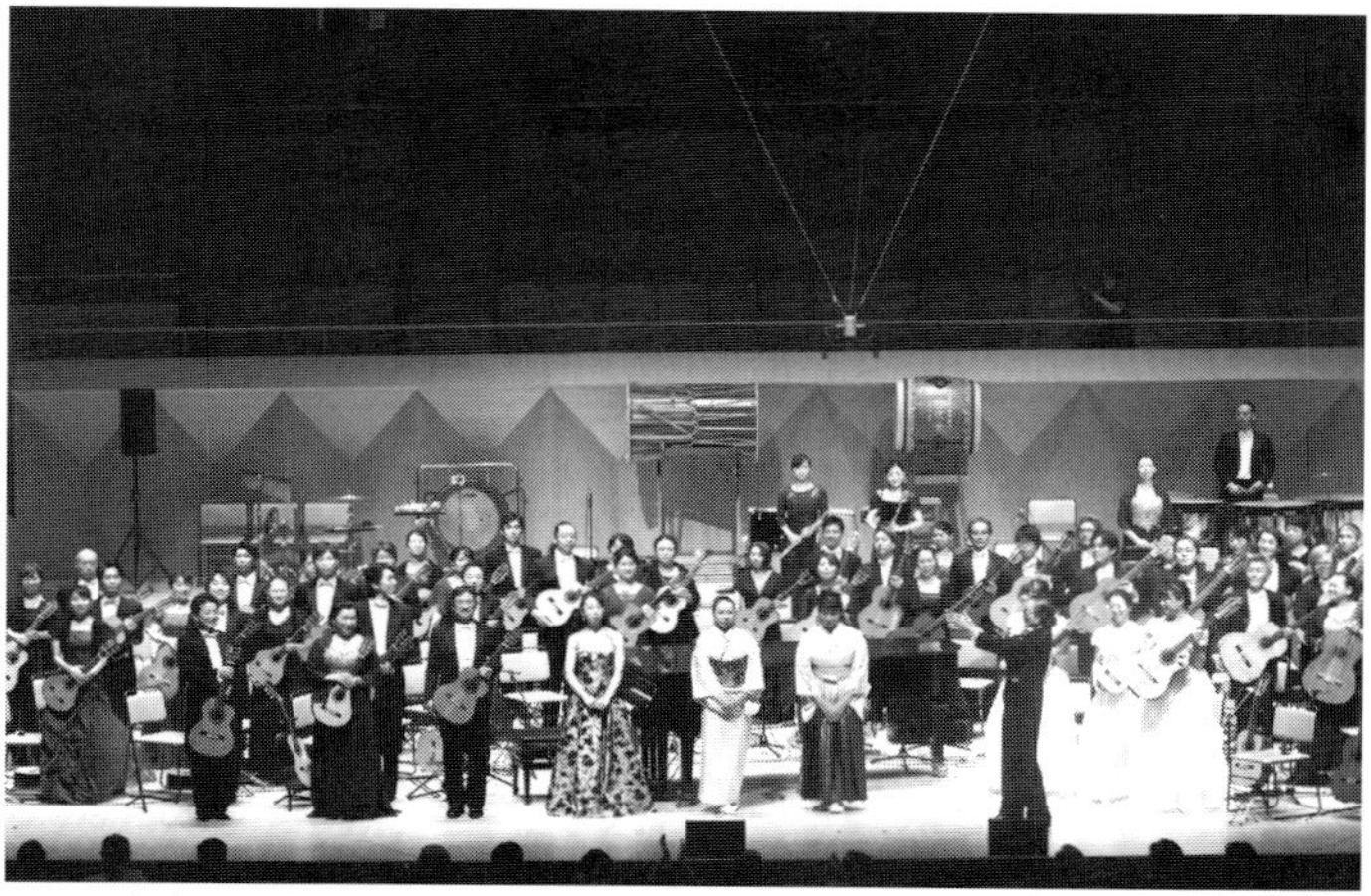

右方、女性前が筆者（指揮）ですが、弓なりにそる身体が必要です

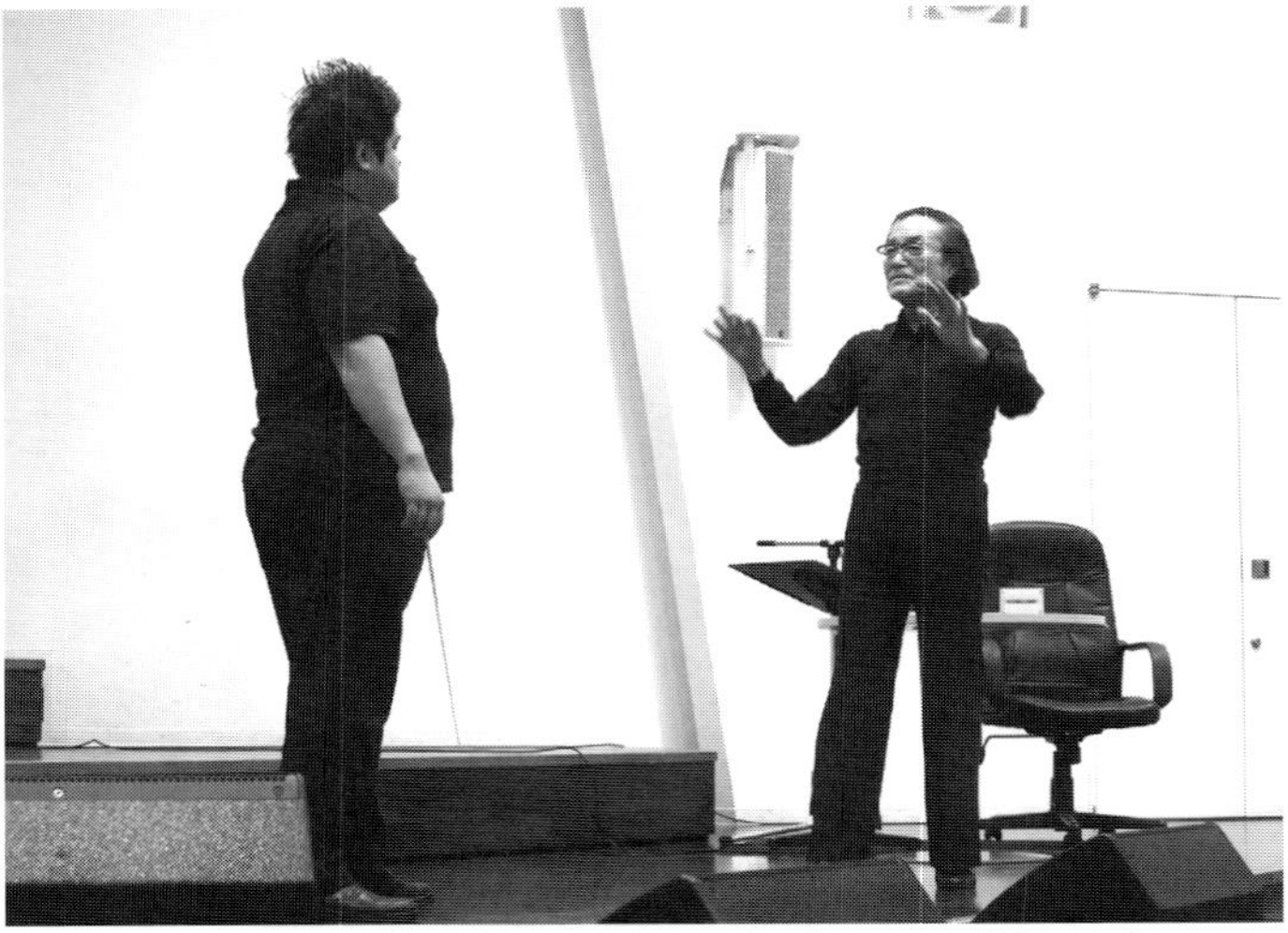

右が現在の筆者（84 才）ですが、30 代は左のような体型でした

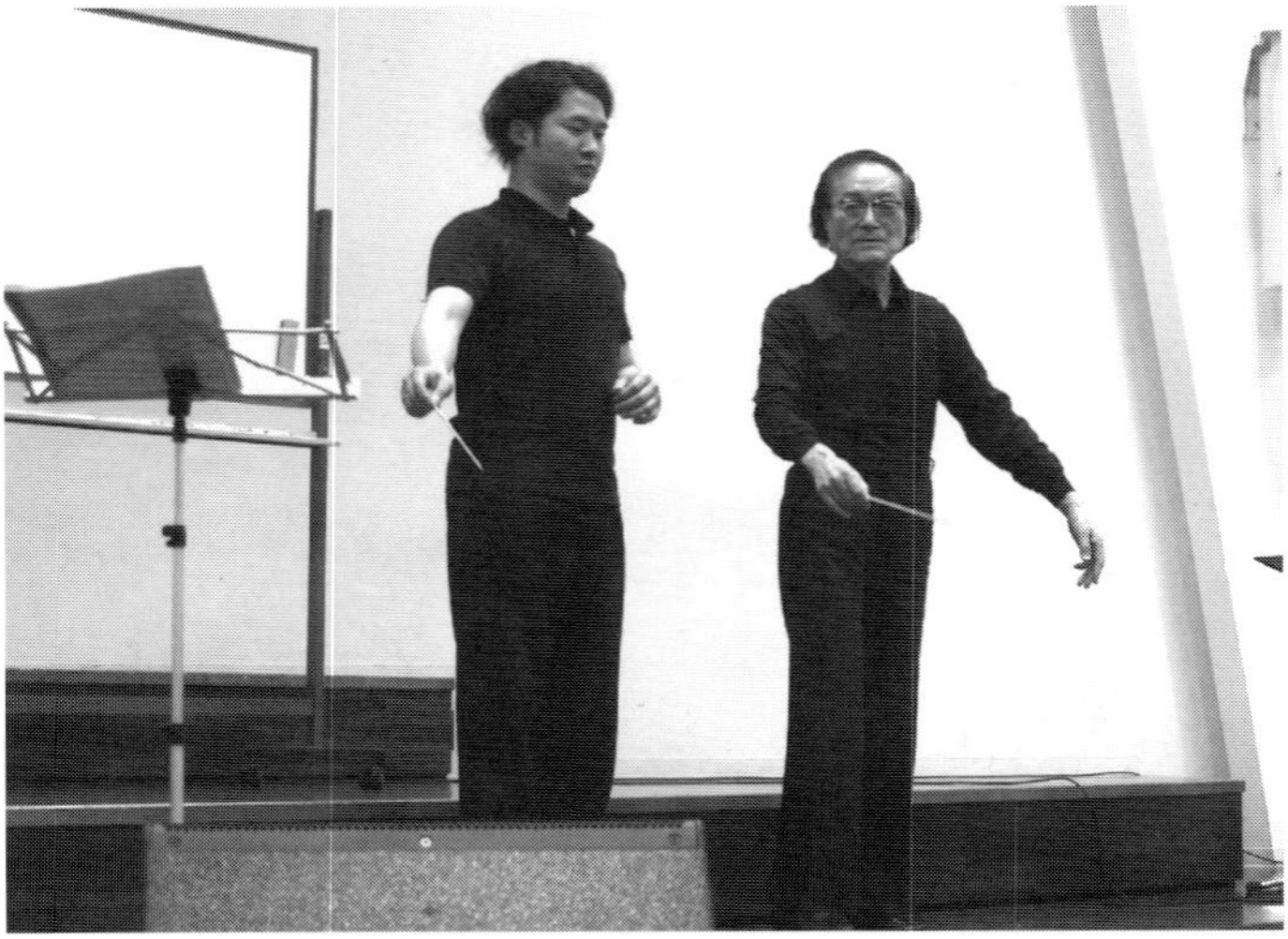

指揮法の講習会は 3 時間以上続きます

新堀式健康長寿シリーズ2

# 『健康長寿の実現』

私はこうして健康長寿の人生を手に入れた!!

新堀寛己

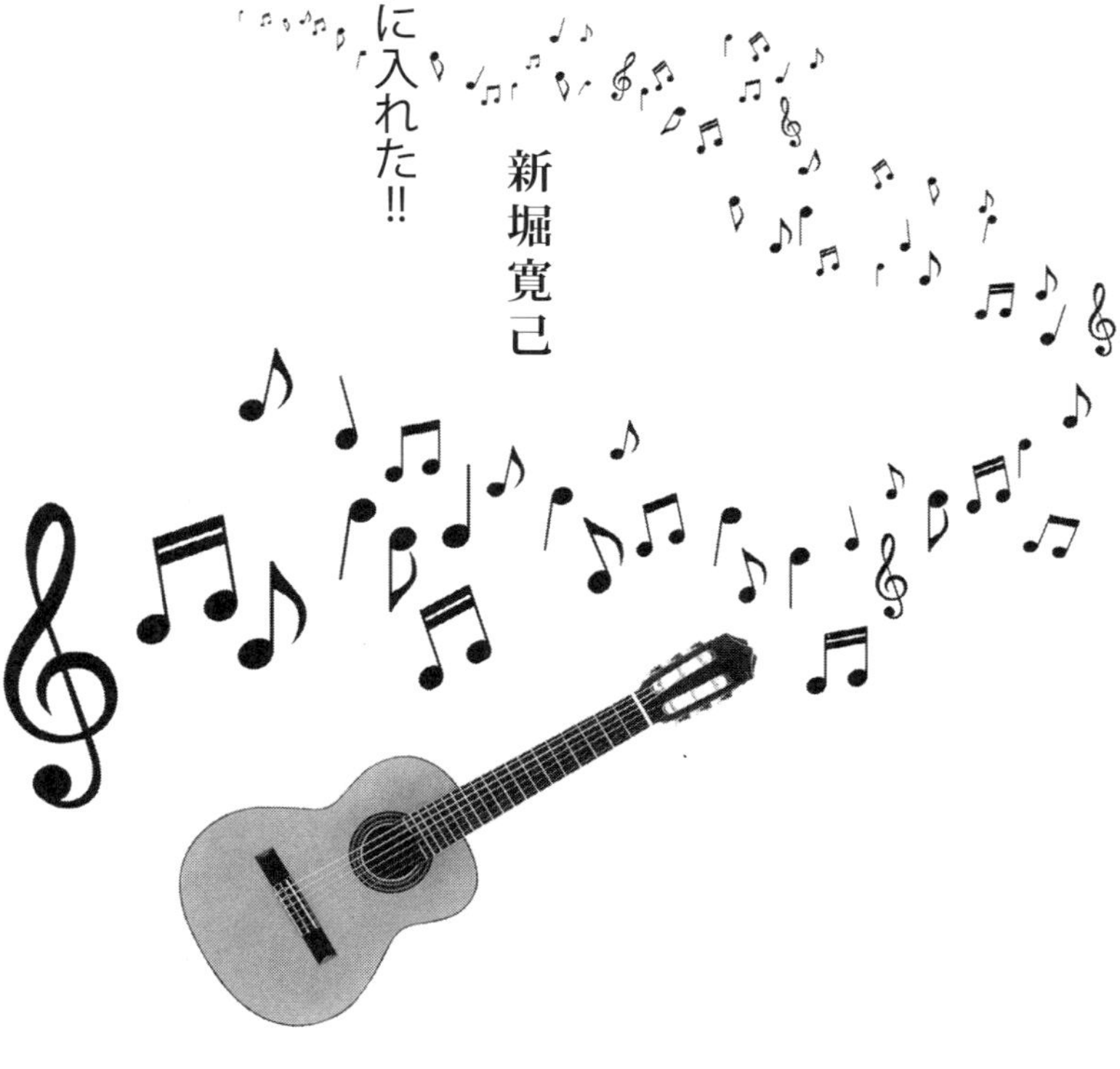

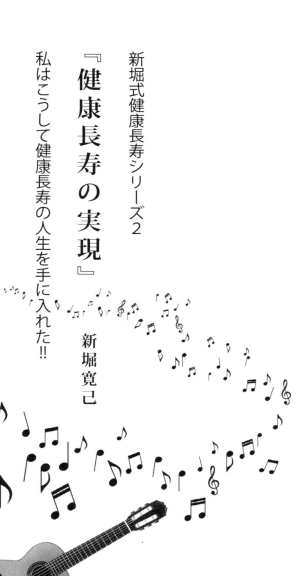

# はじめに

本書を手にとってくださり、ありがとうございます。現在、私は、『健康長寿の秘訣』『健康長寿の実現』『健康長寿の維持』の全3巻からなる「健康長寿」シリーズを執筆しています。２０１８年4月に出版された第1巻の『健康長寿の秘訣』は、私が健康な身体を手に入れた秘訣について、自身の体験を通して書きあげました。

36歳の時、92キロのメタボ体型だった私が、30キロの減量に成功し、30年間維持し続けてきた実話集です。健康的に痩せた事実と現状、そして「新堀式ダイエット」の秘訣とノウハウについて初公開しましたので、まだお読みになっていない方は、ぜひご一読ください。ダイエットが目指すゴールは「ビューティー」です。美しく若々しくあるためのダイエットとは何かを知り、真の「健康長寿」を実践し、深めていただけたら幸いです。

本書は、シリーズ第2巻の『健康長寿の実現』です。私は間もなく、（２０１９年4月17日で）85歳を迎えますが、今もリバウンドすることなく、体重59キロを維持し続けています。おかげさまで今なお極めて健康でイキイキと生活しています。

この本では、健康長寿の人生を手に入れた新堀寛己の「達成秘話」と「健康維持の極意」に触れ、その実現に必要な「ミュージックセラピー」について詳しくお伝えします。ダイエットに深く関わってきた音楽の歴史やギター合奏がもたらす効果。さらに、どんな時にどんな音楽を取り入れると良いかといった具体的な内容についても触れていきます。

シリーズ最終の第3巻のタイトルは『健康長寿の維持』です。おもに中・高齢（全員高齢になります）の読者に向けての「健康長寿ダイエット」について述べる予定です。年齢を重ねても健康を維持し、生きがいを感じている実践者の私だからこそお伝えできる内容です。

心のなかに「幸せ感」が沸々と湧いて出てくるような満足度の高い人生。そんな輝き続ける人生をすべての人に送っていただきたい。それが私の心からの願いです。

3巻をセットにしてボックス販売する予定ですので、ぜひお手元に置いていただければと思います。普段の生活の中に音楽を取り入れ、健康長寿のお役に立つことができましたらこの上なく幸せです。

もくじ

# 第1章　健康とは、長寿とは、幸福感とは

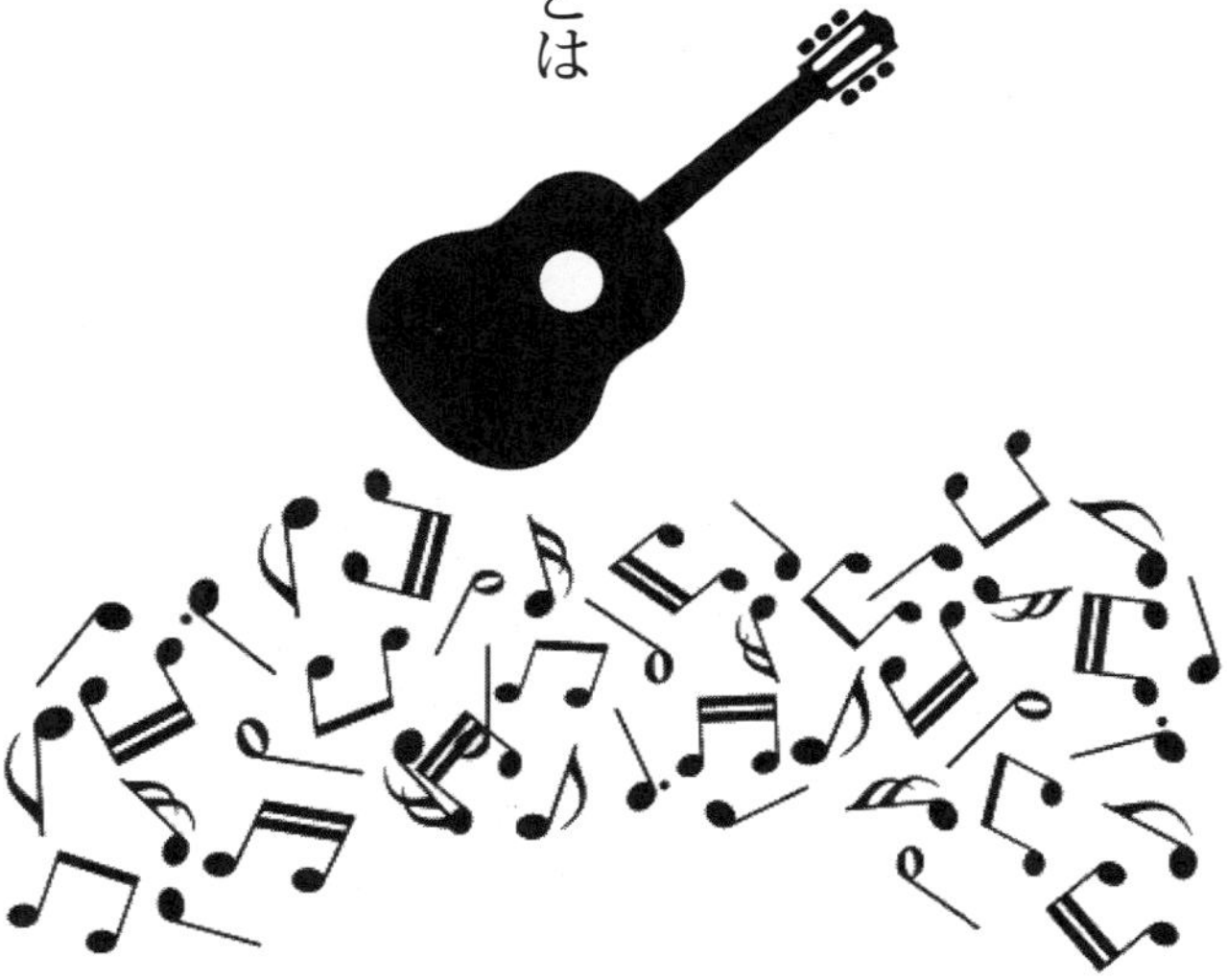

## 1. 真の健康とは「心の健康」のこと

### ♪ 心の状態が良好だと身体も元気！

第1章では、「健康」「長寿」「幸福感」について、私が常々どのようなことを考えているかを中心に述べたいと思います。

これまでも何度も触れてきましたが、私が一番お伝えしたいことは、「真の健康とは、心の健康にある」ということです。日頃、学生さん達とも「健康」についてよく話すのですが、健康とは「心と身体のバランスがとれている」ことです。つまり、心と身体の両方のバランスがとれていることこそが「健康のカギ」であるといえるのです。

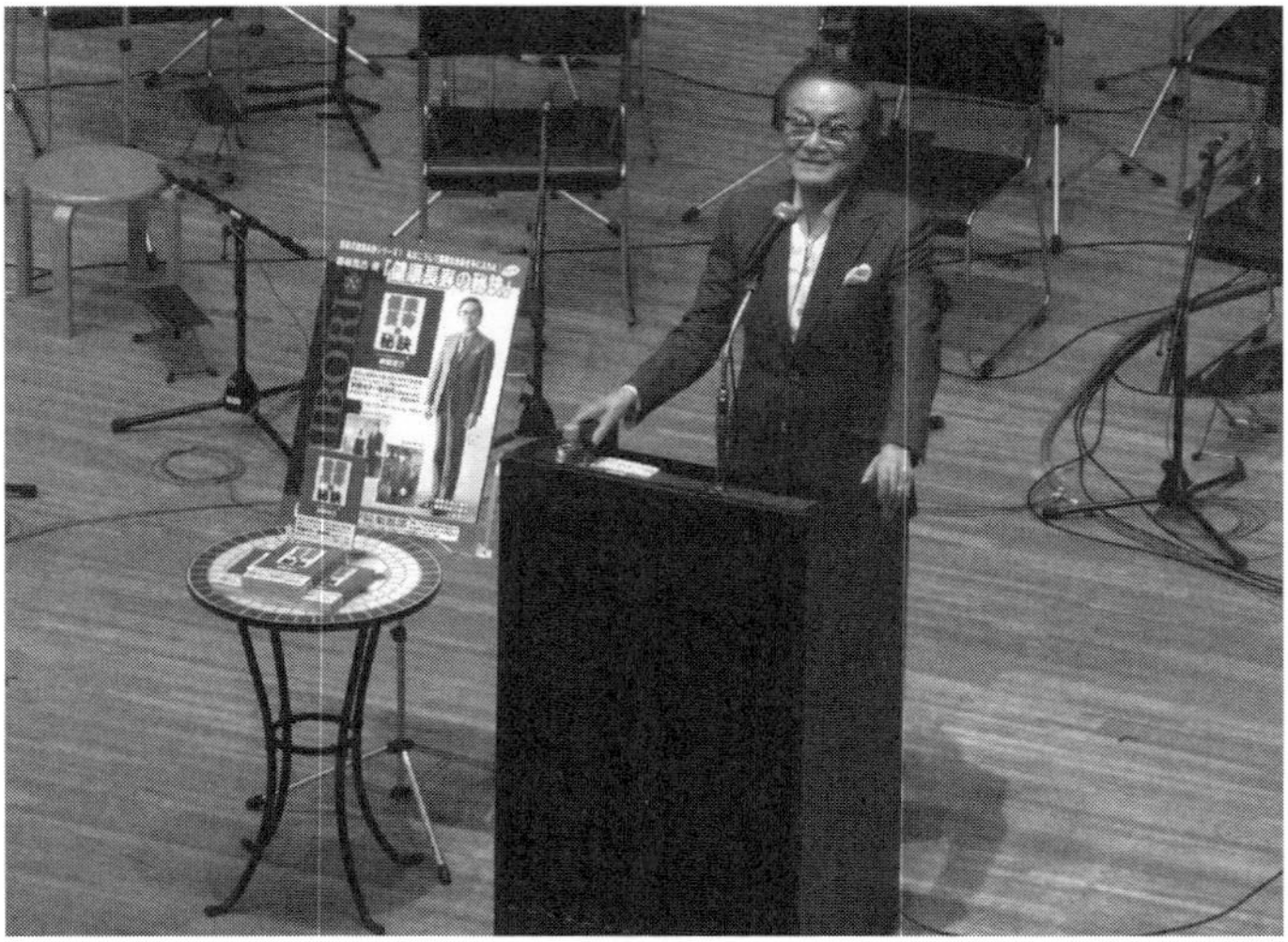

健康長寿の講演

ひと昔前までは、健康といえば、肉体を鍛え、病気にならない身体作りをすることが第一とされてきました。そのために運動が必須で、時にはアスリートのように激しい運動を課すことも大事だという認識が当たり前のように言われてきましたが、最近では、真の健康は、「心」を抜きにしては語れないことがわかってきました。

さぁ、理屈はわかりました。この本のテーマは「実現」なので、さっそく心の健康とは何かを考え、行動に移しましょう。

## ♪〝心〟とは〝脳の働き〟のことを示す

さて、もっとも大切である「心」とは、どのようなものでしょうか。心とはどこにあるのでしょうか。心臓でしょうか。いえ、心臓は血液を送り出すポンプの役目です。しかし、心臓を3分間も止めてしまうと、脳に血液が届かなくなり、やがて〝脳死〟と判断されます。すると、人は単なるモノ（有機物）へと化し、美男美女も、そうでない人も、すべての人は皆、やがて土へと還っていきます。

すなわち、脳が働いているために、人は人として生きているのです。つまり〝心〟

とは〝脳の働き〟のことを示します。〝働き〟というのは、時間が過ぎて行く流れのこと。それは〝いのち〟を意味しています。〝いのち〟はやがて止まり、終わりが来ます。つまり〝いのち〟とは、創造主から与えられた〝時間〟のことを示すわけです。

そして、〝いのち〟を長らえることを「長寿」と呼んでいるのです。やはり健康体で長寿となるのがいちばん理想です。本物の音楽とは、この理想を実現するのにとても役立つということが本書のテーマであり、証明したいことなのです。

## ♪「右脳」と「左脳」の役割

脳には、「右脳」と「左脳」があり、それぞれに役割があります。言語脳と言われる左脳は、計算や論理思考・会話の時に活発に働きます。そして、歌ったり、演奏したり音楽を聴いているときに活発に働くのが右脳です。右脳が「音楽脳」といわれる所以です。

左脳ばかりであったり、右脳ばかりであったりと偏った使い方をしていると、バランスが崩れてしまいます。つまり、勉強や仕事ばかりしていると、感情や理性のコントロールが効かなくなり、強いストレスを感じてしまいます。ストレスが強くなると、当然身体にも影響を及ぼします。胃の壁が炎症を起こし、出血することさえあるのです。

勉強も大切ですが、音楽を聴くことも同じように大切です。安心感を得たり、ほっとリラックスした気分を味わったりするためには、右脳も活発に活用してほしいのです。

常に心身の健康が保てるよう、積極的に音楽を聴いたり、楽器を演奏したりして、右脳を働かせ、過度に負荷のかかっていた左脳の疲れを解消して、右脳と左脳のバラ

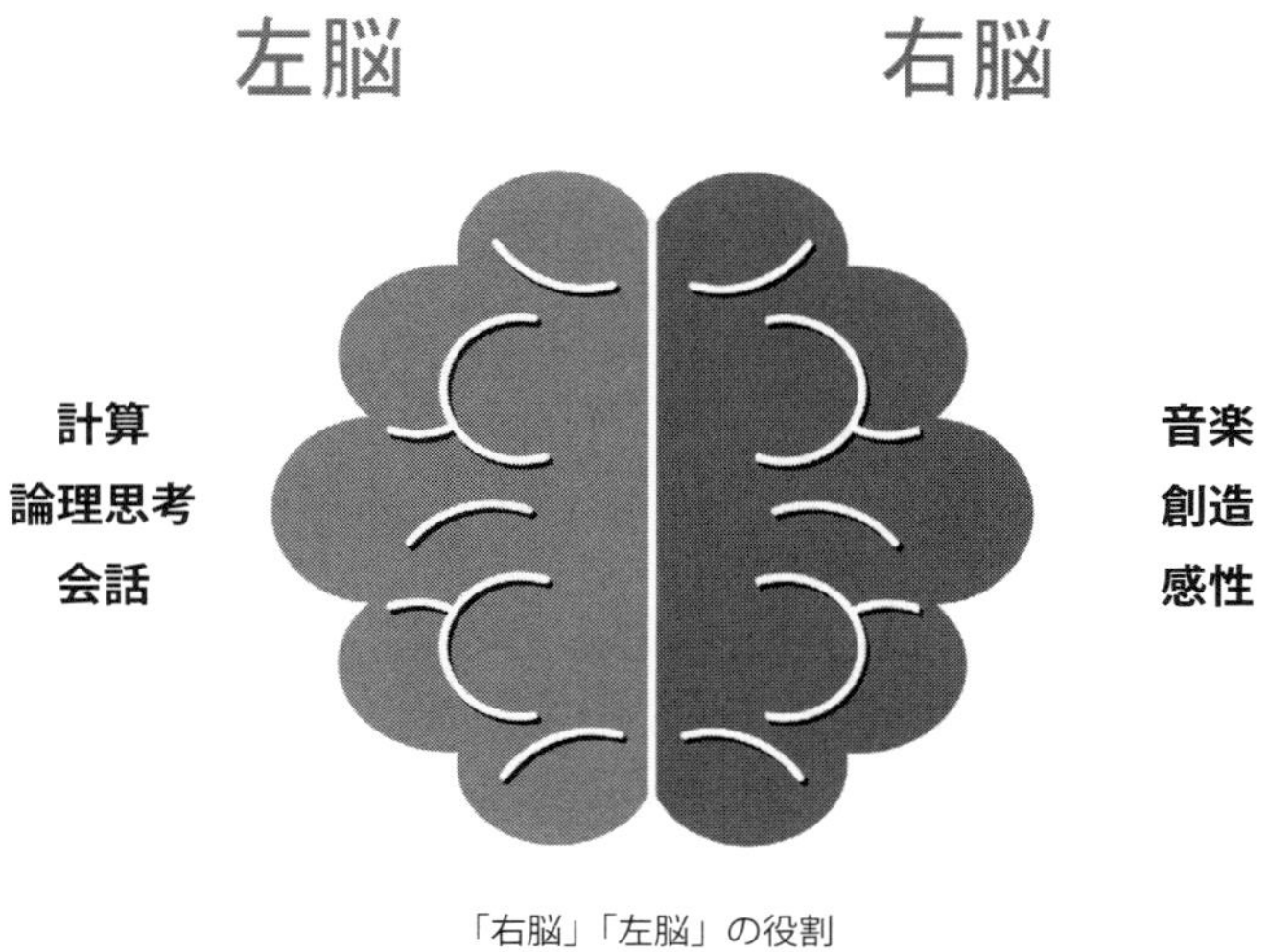


「右脳」「左脳」の役割

ンスをとる習慣をつけてほしいと思います。

## ♪左右連携しながらバランスよく

「右脳」「左脳」については、医者や研究者でなくても、今や一般の人にも、その役割については知られるようになりました。多くの書籍や文献にも詳しく紹介されています。ですが、右脳と左脳は、完全にきれいに分かれているわけではなく、また、どちらか一方だけが１００％働いているのではなく、必要に応じて知識脳と感覚脳が複雑に連携しながら、こちらもバランスをとりながら忙しく働いているようです。

作曲については、極めて数学的な要素があります。ベートーヴェンは緻密な計算のうえにひとつひとつ積み重ねて曲を完成させていますが、一方、モーツァルトは天から舞い降りてきたメロディで曲を作ったと言われるほど感覚派です。

私は、どちらかというと感覚や好奇心が強いほうですが、遺伝的にはかなり、数学的、計算的なタイプかもしれません。花や動物などを見て、ひらめいたり、感覚的に感じたりはするのですが、それで曲を作るというよりも、分析をした後、ベートーヴェンのようにひとつひとつを積み上げます。作曲家と同時に経営者の顔も持つので、計画的・理論的に考えるところがあります。エッセイや俳句の世界もそうですよね。

つまり、左脳と右脳は、それぞれの役割を活かしつつ、互いに連携し、バランスを取り合いながら活発に働いているのです。

## 2．フルハーモニーが生む「心のオアシス」

### ♪幸せのゴールはどこにある？

「人間の幸せ」とは、物ではなく、脳が〝幸せ感〟を覚えた時の事を指します。右脳と左脳を使い、何事もバランスが取れて、幸福感に達することが本当の健康です。物がいくらあっても、お金がいくらあっても「生きがい」がないと命を粗末にしてしまう人も出てしまうのです。

さて、皆さんは幸せのゴールはどこにあると思いますか。私は「あ～良かった」と心の底から安堵する安心感。そこに幸福感があるのだと思っています。そして、大切なことはその幸福感が持続すること。

健康のため、長生きするために、必要以上の運動をしたり、過度に薬をのんだり、サプリメントを摂取するのは危険です。何でも偏りがあると良くないのです。現在私は84歳ですが、これまで、健康で生き生きと生活できたのは、「持続的幸福感」があったからだと思っています。幸福感は持続を求め、維持が長いと長寿と言われるのです。

## ♪心に共振共鳴するサウンドとは

２００８年3月2日は、みなとみらい21地区にある「はまぎんホール・ヴィアマーレ」で、我校の卒業式並びに『新人による協奏曲の夕』を行ないました。その式典で、私はドクター・オブ・フィロソフィー（哲学博士）のコスチュームを着て、最前列の右端に通されました。そこはギターオーケストラのバスギターやコントラバスギター奏者の50㎝手前の位置でした。

私は指揮者ですから、いつもは低音群からはずっと離れた場所の中央に立ちます。

音楽総監督としての仕事の場合でも、いつもは左側のソプラノやアルトギターの高音パート側に陣取ります。低音群の前の席に1時間以上も座っているのは、1年に1度、この卒業式典の時だけです。じつは低音群の素晴らしい響きにいつも癒され、これが楽しみでもあります。

式は順調に進み、在校生の送辞があり、いよいよ学舎を巣立つ卒業生代表が答辞を述べる時を迎えました。生演奏でのギターオーケストラは、粛々と「仰げば尊し」を奏で始めました。まぁ、なんと透明で温かく純なサウンドなのでしょう！　あまりにも美しく、あまりにも優しく、もはやこの世の響きとは思えないほど、それはそれは心に深く共鳴していきました。卒業生の答

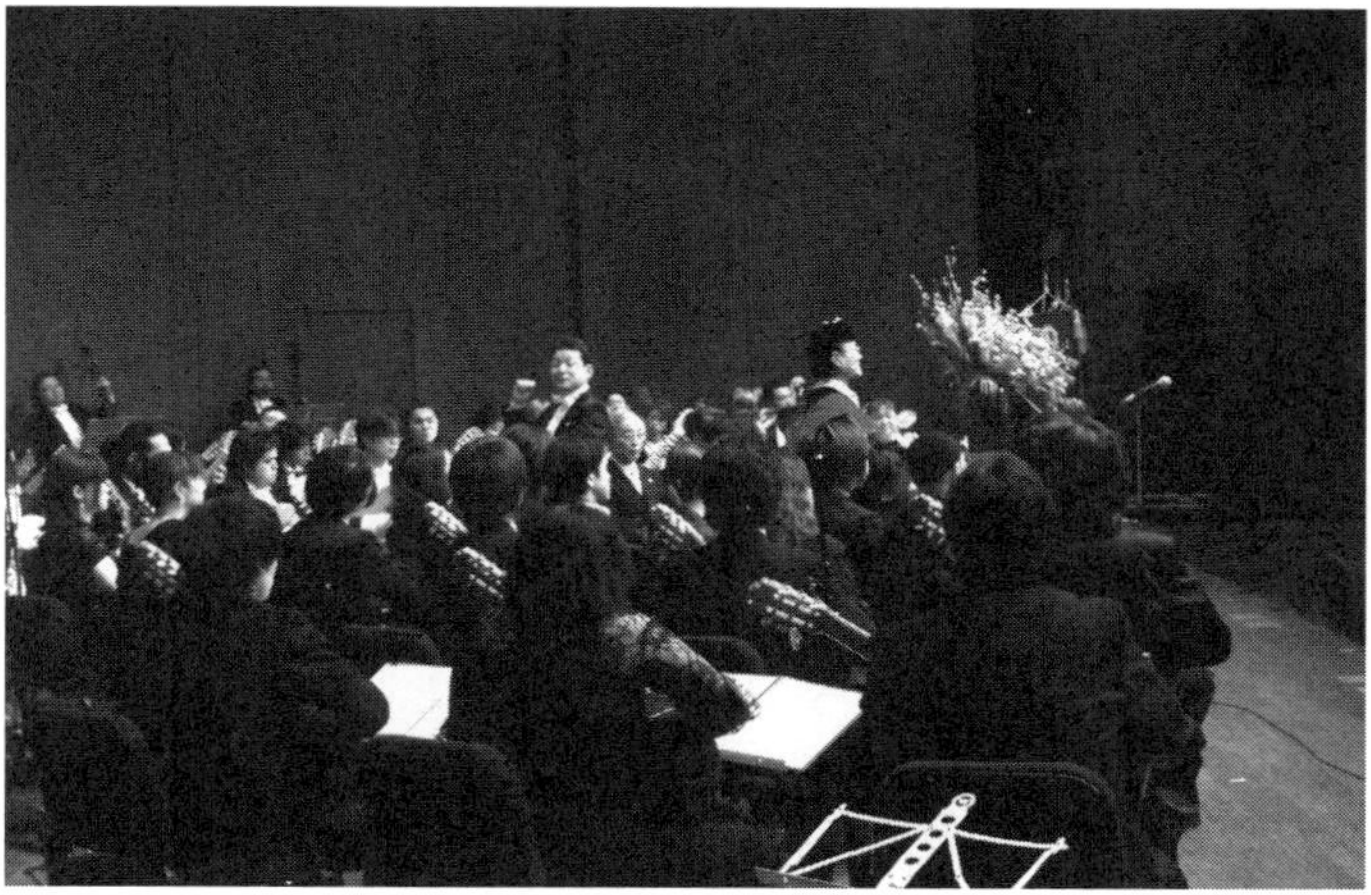

㈻国際新堀芸術学院の卒業式

辞の書を持つ両手は震え、涙が頬を伝わり、声は途切れ途切れとなりました。在校生も先生方も、瞳が潤み、想い出の学園生活が走馬灯のように駆け巡ります……。

もちろん、曲も素晴らしいです。しかし、ここまで深く純粋な感動を呼ぶ源は、明らかに、高音・中音・低音のバランスのとれた「フルハーモニー」だからです。人の温もりのまま、心の想いのままを、指が直に弦に触れて奏でる同属ギターオーケストラならではのNメソードであるからだと確信しました。

## ♪本物の音こそ「心」に安らぎを与える

音楽は〝心のオアシス〟とよく言われますが、ここで言う音楽とは、もちろん、アルトギター（高音、主役）、プライムギター（中音、脇役）、バスギター（低音、相手役）のフルハーモニー（フルスタッフ・3音域）が揃っている音楽のことです。3音域整ってこそのフルハーモニーが「心のオアシス」を創ります！

新堀ギターは、長きに亘り、このフルハーモニーのことを〝心の糧になるよい音楽〟と言い続けてきました。すなわち、そうではない音楽とは区別してやって来たのです。

その結果、世界中から最も多くの支持を得ることができました。

３音域揃ってのギターフィルハーモニーサウンドこそもっとも「心」に安らぎを与えるのです。それをすぐさま実現し、身につける事ができるのが「Ｎメソード による合奏」です。

人は、誰しもみな「不老長寿」を求めてきたと言えるのですが、人間の幸せや健康は、〝脳〟が幸せを感じているかどうかにかかっています。〝本物の音楽〟こそ、この理想を実現するのに大いに役立つのです。とりわけ、ギターフルハーモニーによる音波は「健康長寿」を実現するために強い効果を持っているといえるでしょう。

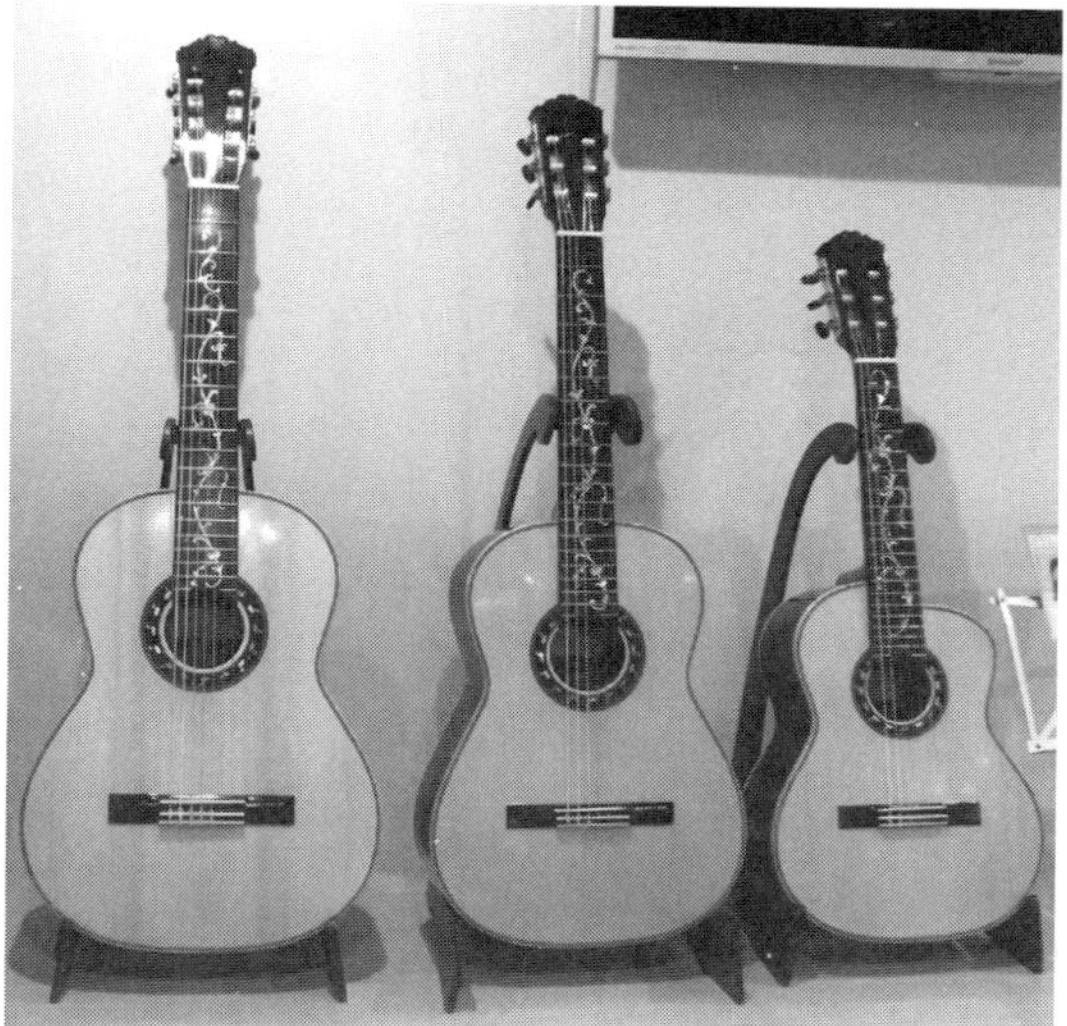

右からアルト・プライム・バスギター

## 3．「健康長寿」実現の方程式

### ♪60兆個の細胞で成り立つ人の身体

宗教の原典には〝神は、土で人の形を作り、それに息を吹き込んで、生かし賜わった（命を授けた）〟と述べているように、人から、命（魂）を外してしまうと、単なる元の土へ還ってしまう訳です。ですから、どんなに肉体を磨いても肝心の命、心、精神を磨かなければ意味がないわけです。

父母（神）から与えられた肉体が、最初は健康でも、心を汚くしてしまうと、やがて肉体もバランスを崩して、滅びてしまいます。しかし、極端な話ですが、万一、肉体が不完全な形で生を受けたとしても、生涯を通して、心（精神）が健康に歩む努力をし、成功した人は、幸せな人生を歩める場合が多いのです。心（精神）があってこそ、健康な肉体が続き、長寿が実現できるのです。

人間は60兆個の細胞から成り立っていますが、それを構成している最も小さな単位は、原子と電子核（素粒子）で、両者は互いに＋－の関係で微動しているそうです。

きれいに整った動きをしているのです。もし癌になりかかっている細胞があるとしたら、その部分は温度の違いでもわかるように、平常のリズムとは異なり、乱れているのです。

そこに特に4000ヘルツの波動を与えると、整えようとする力が動き出し、徐々に正常化していくのです。それほどのパワーが備わっているのが音楽の波動なのです。音波は病気の手前の未病も抑えて長寿と直結しているのです。

## ♪心に響く本物のサウンド

モーツァルトの音楽は、4000〜4500ヘルツが非常に多いので、音楽療法（ミュージックセラピー）でも頻繁に使われています。

ギターの中で店頭に最も多く並んでいるのはプライムギターですが、この楽器の音域は982ヘルツで、腰椎によく響くサウンドです。

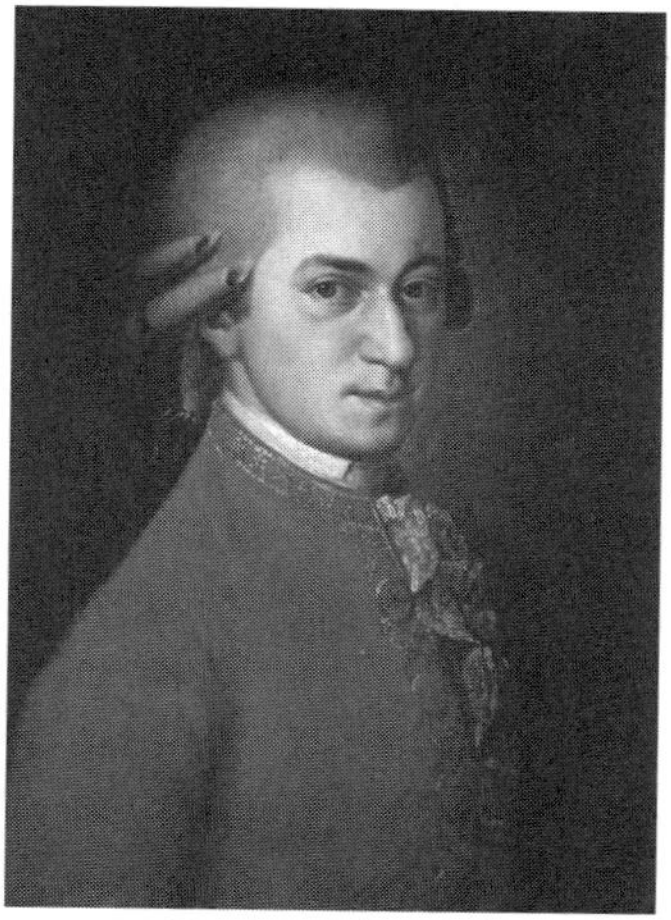

モーツァルトの肖像

これに、アルトギターやソプラノギターやチェンバロギター音（または歌やフルート他）を加えると、理想のヘルツ＝周波数が得られます。さらに（ここがポイントですが）バスギターやコントラバスギターやギタロンを加えると、その響きは2倍や3倍でなく、途方もなく共鳴共振して、心に豊かに響く事がわかってきました。

そのわけは、新堀メソードの楽器は、すべて完全音程（音域）で作られているからなのです。特に、波動波長の分野では、オクターブの響きほど力のあるものはないのです（倍音の力がすごいのです）。オクターブ関係の音があまりにも突き抜けて響くので、4声体和声による作曲の分野では、これを避ける傾向にあるほどで、逆に、異常なくらい突飛に音を出したい時には、意識して使っているのです。

心にしっかりと深く響くバランスの取れたサウンドが、新堀メソードの各音域ギター群には存在しています。心に響くこのサウンドは、演奏終了時に、世界各地で聴衆が思わず総立ちになり拍手が沸き起こり（オールスタンディングオベーション）、それは心の糧、心のオアシス音だと実感しています。

## ♪「お若いですねぇ〜〜」という言葉の意味

よく、「背筋にゾク〜ッと来た！」という感嘆の言葉がありますが、それは本当に脊髄全体に響いたからこそ震えるような感動を覚えたのです。

人間は250ヘルツから6000ヘルツの音が、体感（聞こえる）出来ますが、下は尾椎から腰椎、背椎、頚椎、延髄＝首上まで身体全体で聞いているのです。それら全部にバランス良く共鳴した時こそ、最高の感動を得ることができるのです。

コンサートサロンでの演奏は、原則として、ＰＡ（Public Address ＝音響拡声装置）を使用しない生演奏です。演奏者が20人なら20ヶ所から音が出ていて、すべてが一つひとつ、あなたに響いていきます。ソロでさえ、その人のすべての動きが生で伝わってくるのです。

脊髄全体で受けたサウンドは、即、脳が感知して、様々なホルモンを出し、応えていきます。この体験が、人生の時の流れの中でたくさんある人と、そうでない人とでは、細胞のきめ細やかさ（若々しさ）にも違いが現れ、それが多くの人からの「お若いですねぇ〜〜」という言葉を生んでいるのです。

3音域揃ったバランスの良いフルハーモニーを合奏団等に入って充分に体感している人は、脳が常に良いホルモンを出し続けるので、そうでない人よりも、身も心も長寿へ向かうパーセンテージが非常に高くなるといえるのです。

## ♪心（脳）が喜ぶ「幸せ体験」

いつまでも若々しくいるためには、ギターのフルハーモニー音の中に身をおく事です。４０００ヘルツの倍音をギターオーケストラで演奏して味わい、楽しむことこそ若返りの最高の方法です。

それこそが、私自身が長期にわたって体験〜実践した「健康長寿実現の方程式」なのです。１章のタイトルに掲げた「健康とは、長寿とは、幸福感とは」の答えは、サウンドにあります。幸福感に満たされる音に包まれることで、若さを保ち続けることができます。

藤沢の「新堀学園ライブ館」では、フルハーモニーはもちろん、新堀メソードの中でも研究された最先端を体験することができるので、脳が喜ぶ「幸せ体験」を充分に味わっていただけます。そして、幸福感の持続、つまり健康長寿をぜひ実現してほしいと思います。

第1章では、「健康」「長寿」「幸福感」について述べてきましたが、第2章では、このように心に強く影響する音楽とはなにか、その歴史を紐解き、本物のサウンドを生む楽器、ギターの魅力にも迫ります。

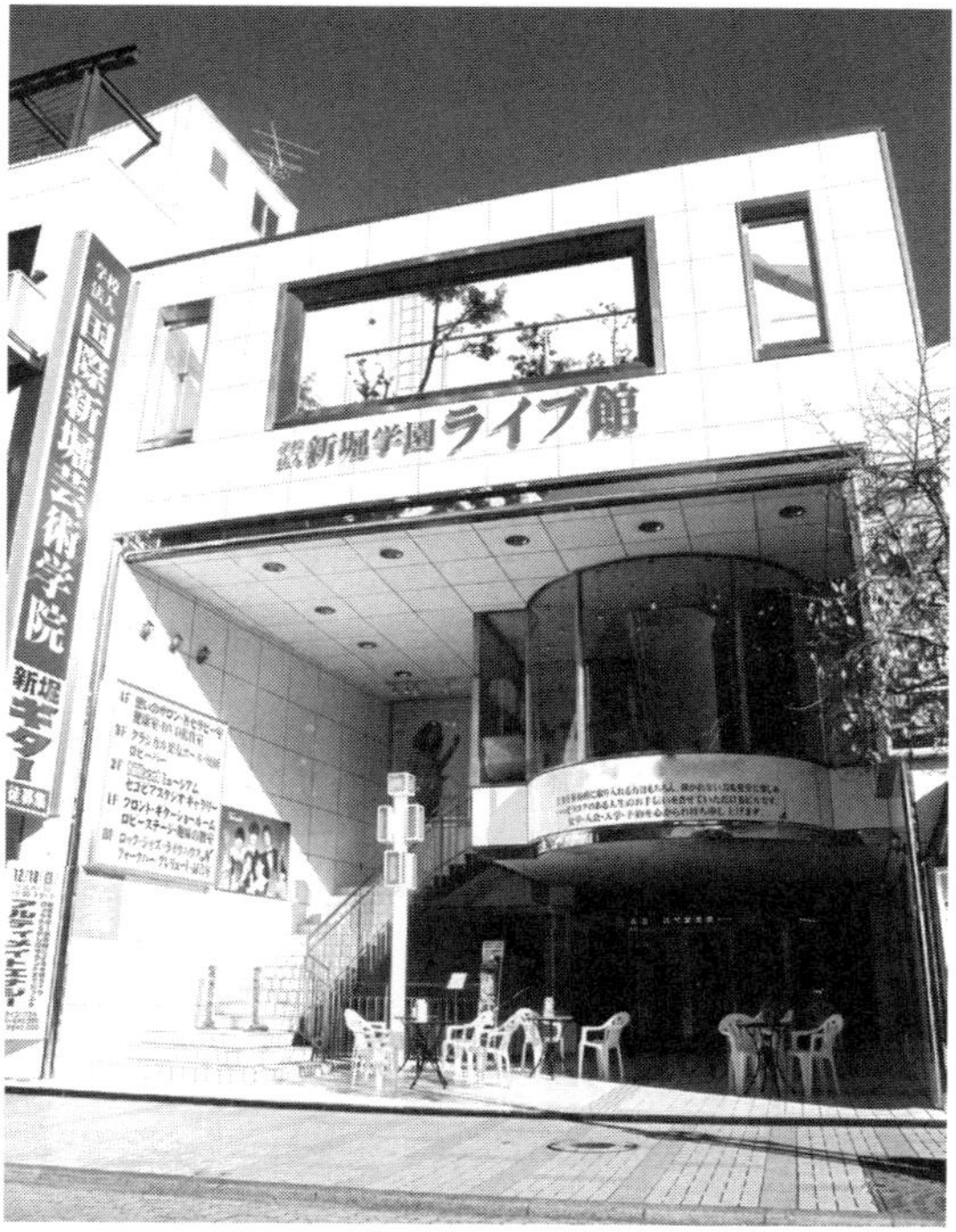


新堀学園ライブ館

# 第2章　太古から不老長寿を求めてきた人類

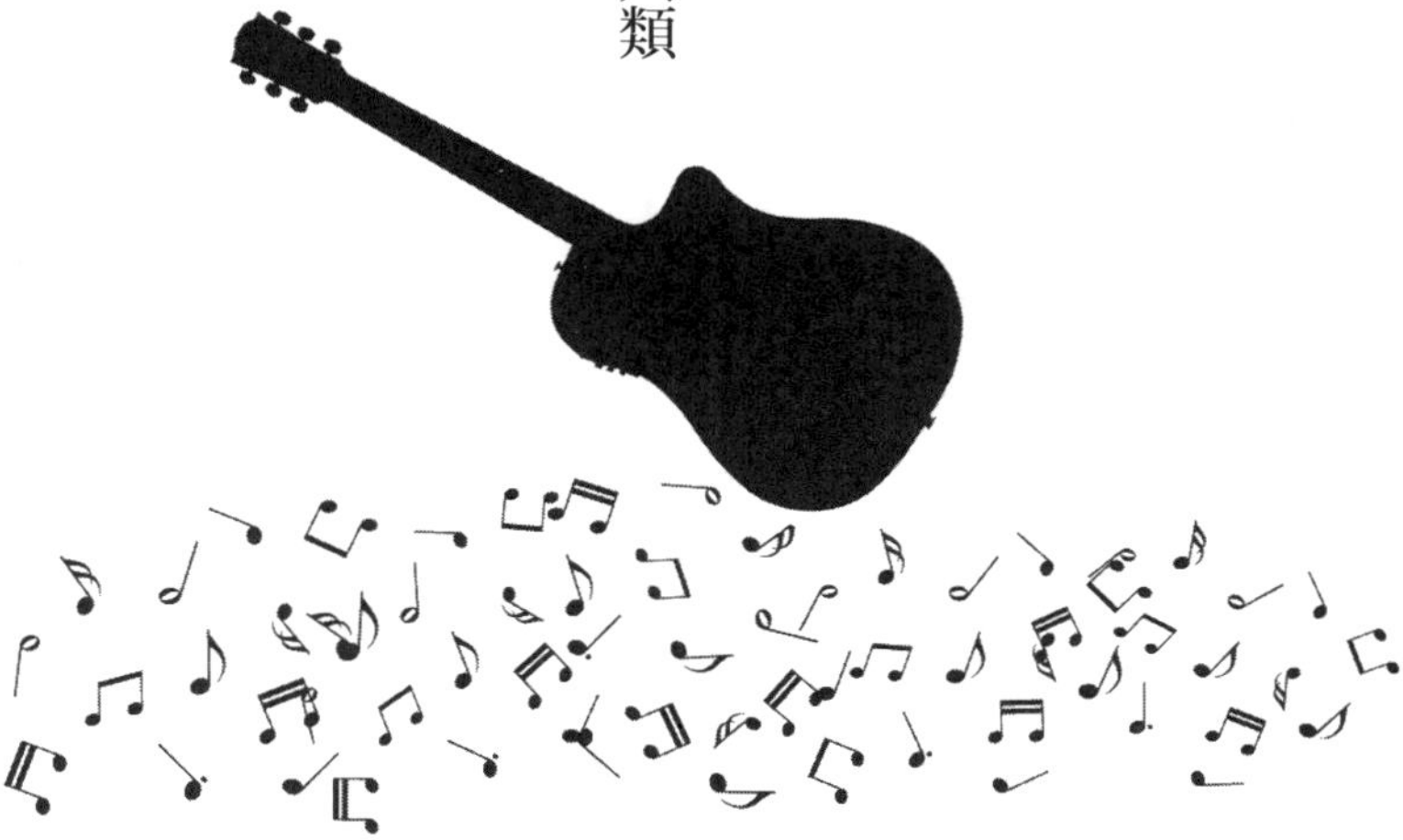

## 1．音楽はいつ生まれたのか。ギター合奏の歴史

### ♪はるか昔から存在していた合奏の素晴らしさ

音楽がいかに大切な存在であり、太古から愛されていたかについてお話ししたいと思います。

第1巻『健康長寿の秘訣』にも書きましたが、私は少年時代から音楽に夢中になりました。「仲間たちと一緒に音楽を楽しみたい」という思いがとても強く、特に合奏に興味があったので、小学生・中学生時代で基礎を積み、高校2年生のときには、夢のオペレッタの実現を目指しました。何しろ戦後間もない何もない時代でしたから、それは途方もない夢でした。

合奏団（オーケストラ→器楽部、コーラス部、美術部、放送部総動員の大掛かりな規模にしました）を作り、そしてついに大勢の生徒たちと先生たちの前で「赤ずきんちゃん」や「白雪姫」のオペレッタを上演したのですが、当時は娯楽などほとんどあ

りませんでしたから、先生方も全校生徒も大喜びして、拍手喝采となりました。

全員で協力しあってできた高校生による戦後初の総合芸術は、達成感と満足感に満たされました。このオペレッタ成功の体験が、私の活動の原点であり、今に続いています。

音楽というのは、みんなで楽しむことで幸せな気持ちが倍加され、平和な心を育むことにもつながると信じています。私はそのことをずっと言い続け、そのために特に「合奏」に力を入れてきました。

ところが当時（70年前）は、「ギターは一人で演奏するものだ」、「ギターの合奏なんて、音楽じゃない」、「そんなものは邪道だ」といった

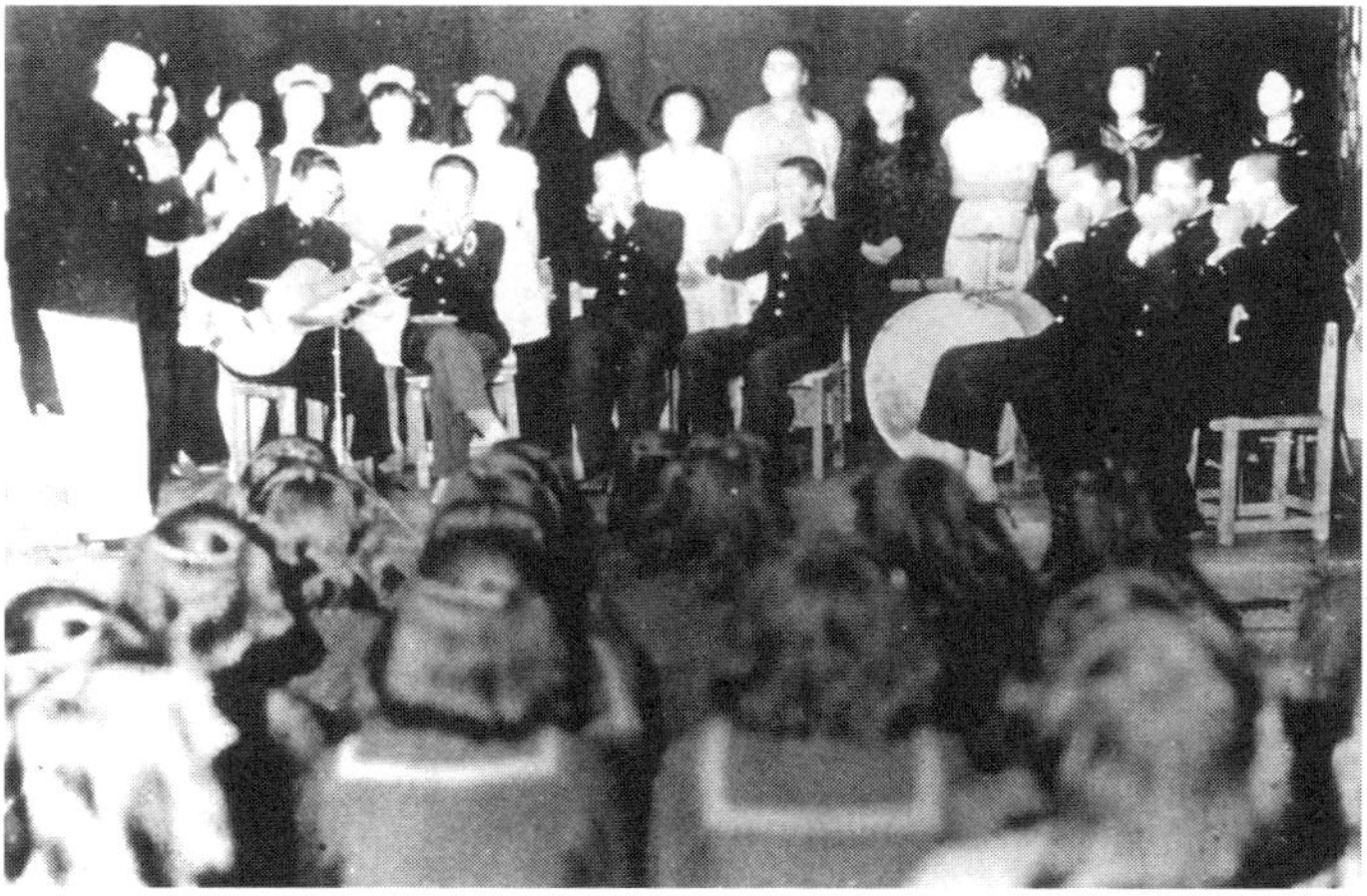

高校２年生の時のオペレッタ上演後の合奏演奏（左端の指揮者が筆者）

批判的な声を浴びてきました。しかし、ギターの合奏は太古の昔から存在し、合奏の素晴らしさは、海外では、はるか昔から知られていたのです。しかも、健康長寿と音楽は強いつながりがあったのです。

## ♪事実を証明するためエジプトへ

その事実を証明しようと、エジプトに出かけたのは、今から40年以上も前のことです。

今でこそ、ツアーやパック旅行などで、手軽に行けますが、当時は、日本からエジプトに移動するのも大変でした。ギター合奏の証拠写真を真っ暗な地下で撮影するカメラも用意しなくてはなりません。聖塔（ジッグラト）内の暗闇の壁画ですから、性能の優れたカメラが必要です。当時は「ヤシカカメラ」が、カラー

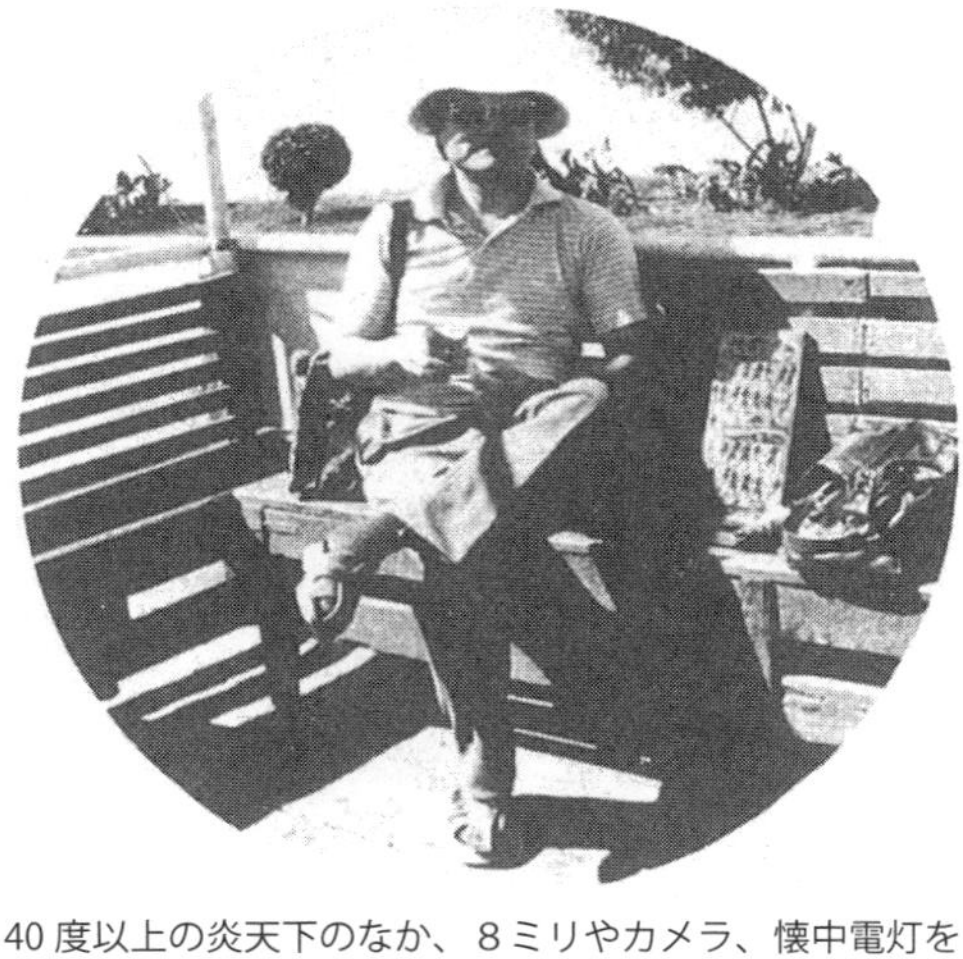

40度以上の炎天下のなか、8ミリやカメラ、懐中電灯を抱えて渡し船に乗り込みました。

撮影できる最新のカメラだと聞いていたので、さっそく新宿の三角ビル（現・住友生命ビル）に出向き、ヤシカカメラの社長さんに、「最新のカメラを私に貸してください」と懇願し、その優れたカメラを持参して、１９７６年10月、エジプトに向かいました。

砂漠の地下に貴族の生活すべてが埋葬され、当時の文化を垣間見ることができます。日常生活を記した壁画を見ることによって、当時の楽器や演奏形態を知る手がかりを得ることができると思ったのです。

米国船から渡し船に移り、ナイル川をどんどん奥地に入り、熱砂に降り立ち、いよいよ最古の遺産を拝見するために、王家の谷への入り口「夜泣き像」を通過しました。

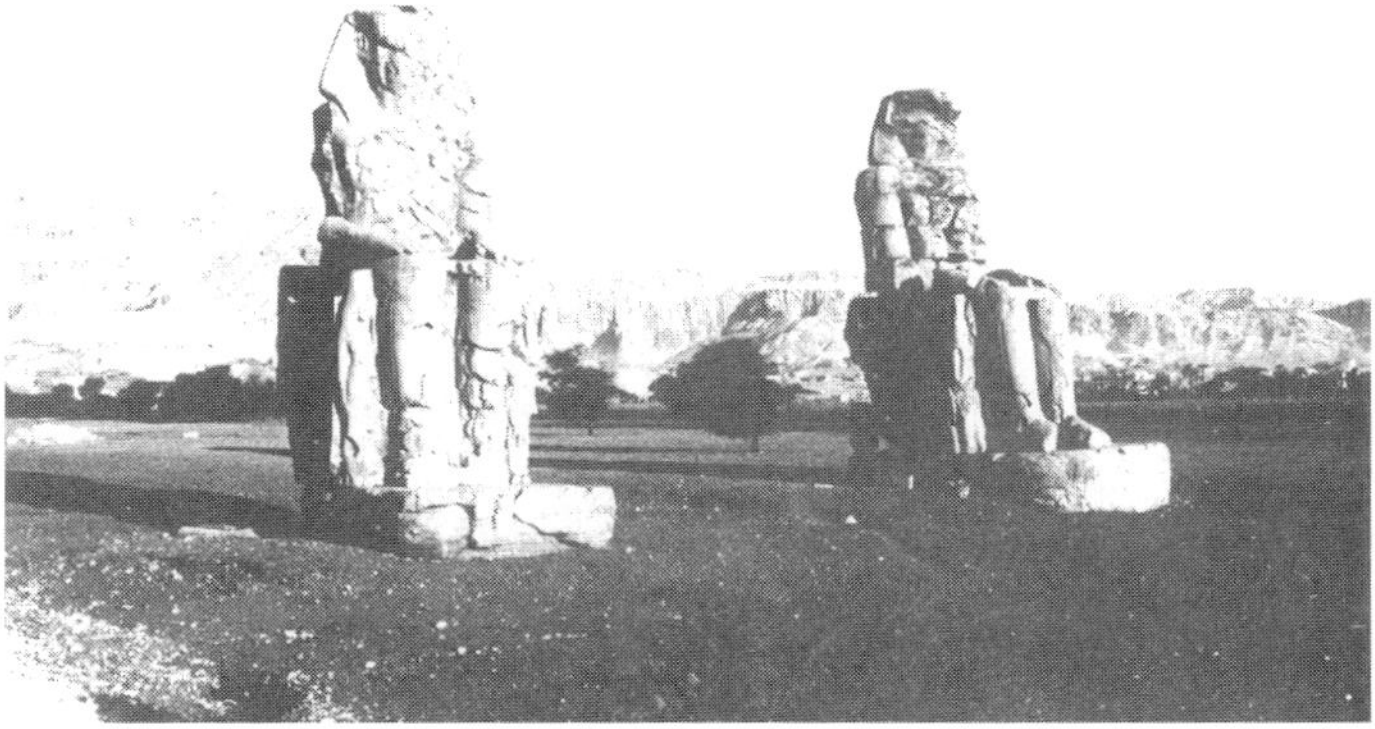

アメンホテプ３世の一対の座像は、夜泣き像とも呼ばれている。
王家の谷（王族の墓）への入り口

そしてやはり、ギター属の原点は「アンサンブル（合奏）」であったことが確認できたのです。

## ♪太古の流れを遡り、ギター属の原点に触れる

そのときの写真がこちらです。壁画に、鮮やかに映し出された、複数の楽器を奏でる様子まで、しっかり撮影することができました。

壁画から、合奏を楽しく行っている様子をついにつきとめることができました。

ルクソールのカルナック神殿の壁画には、ギターの前身である「ネフェル」や「ハープ」「手拍子を打つ人達」の彫刻が多くあり、立って弾いている姿とグループで楽器演奏を楽しんでいる様子が確認できました。

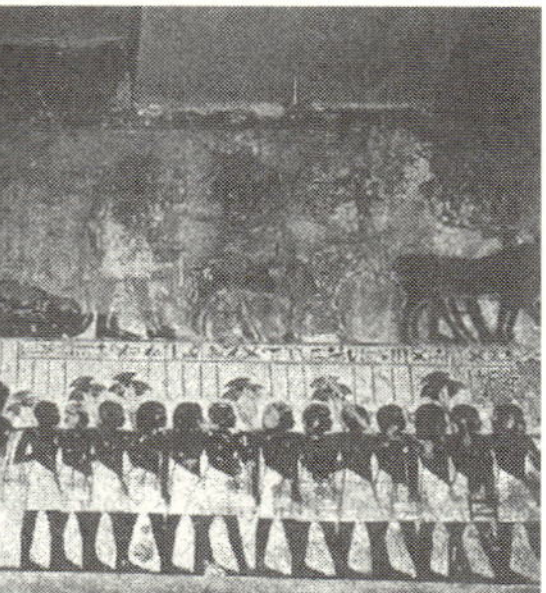

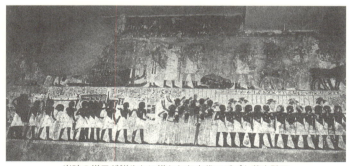

当時の様子が鮮やかに描かれた古代エジプト墓中壁画
中央に「泣き女」が描かれ、周囲に王族たちの日常の生活が描かれている

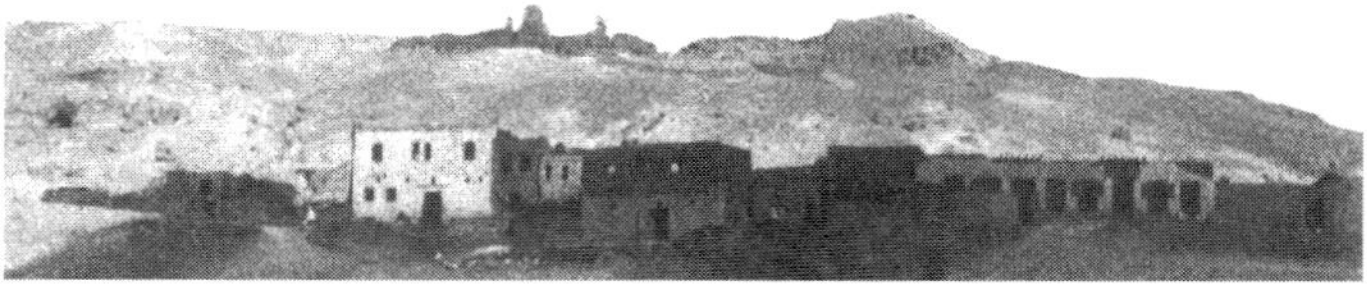

砂漠の向こうに「王族の墓」が見えてきました

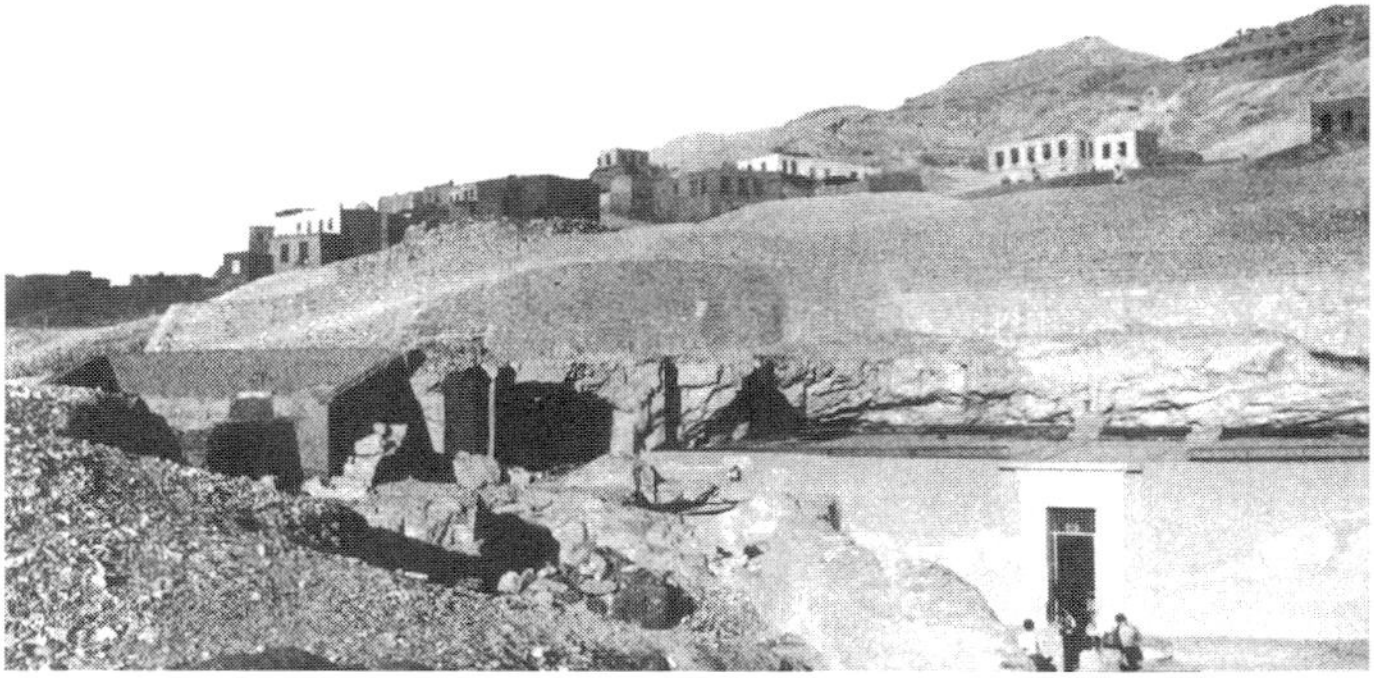

入り口は狭いが、地下数 10 メートルに巨大な殿堂（墓）が建築されていた

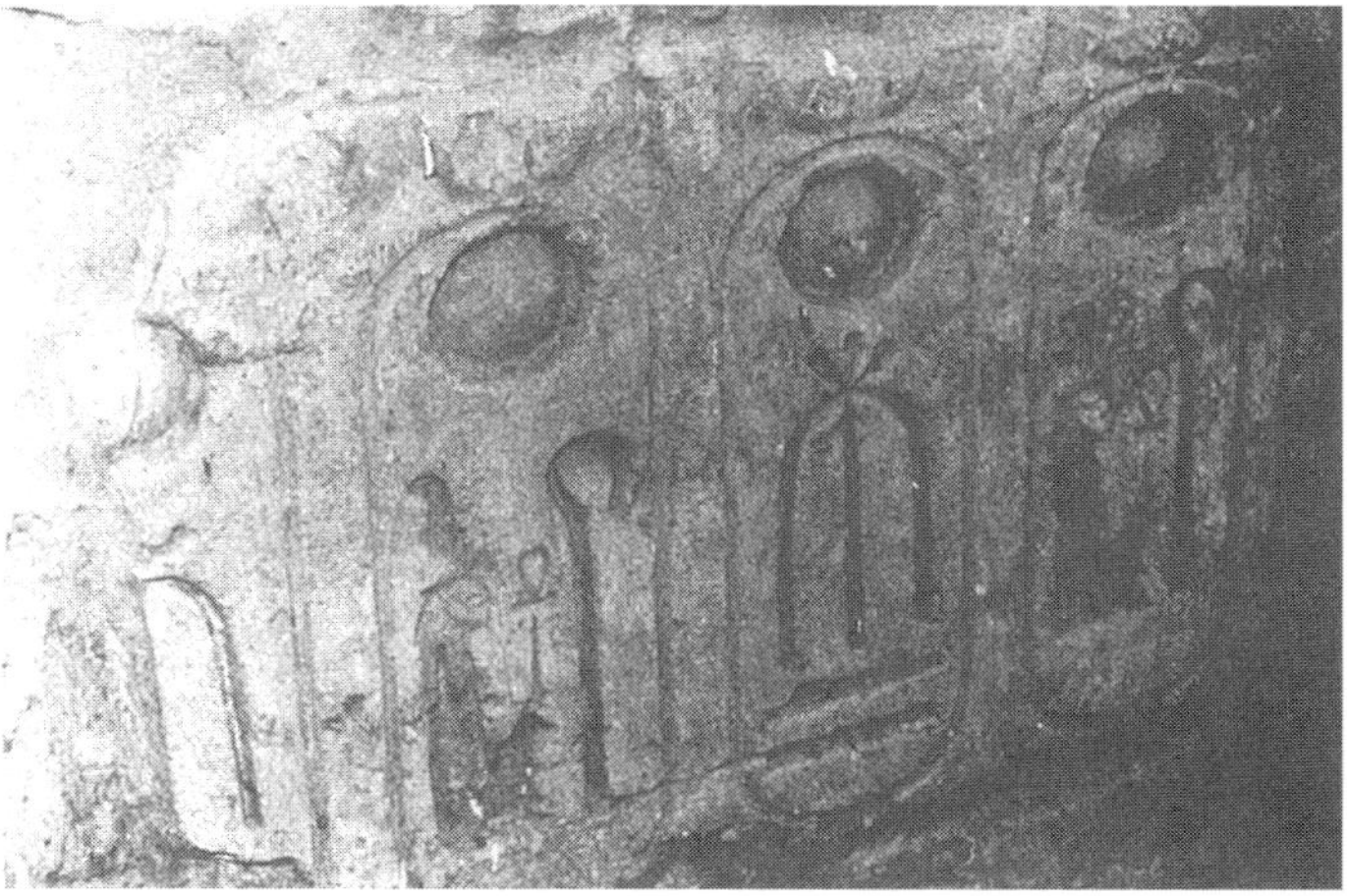

カルナックの神殿の壁画に描かれた古代の楽器の一種

## ♪古代メソポタミア、6000年の歴史

ギターの歴史は、古代メソポタミア時代、今から約6000年前にさかのぼります。ところが、そのうちの5700年間のものは音大でも、ほとんど紹介されず、学ばれる機会も少なかったのです。

6000年前といえば、人類文化史とほぼイコールです。音楽とは、人々の心をなぐさめ癒し、勇気づけるものと思っている人が大半なのですが、もちろんそれもありますが、実はもっと大切なものとして存在してきたのです。音楽（ギター属）は、〝生存の意義〟を進めて行くためのお告げの神事に欠かせないものであり、音（波動）を通して、私達の身体や脳機能と直結していた事実の上に健康長寿に欠かせない重要な影響を及ぼすものとして、現代では

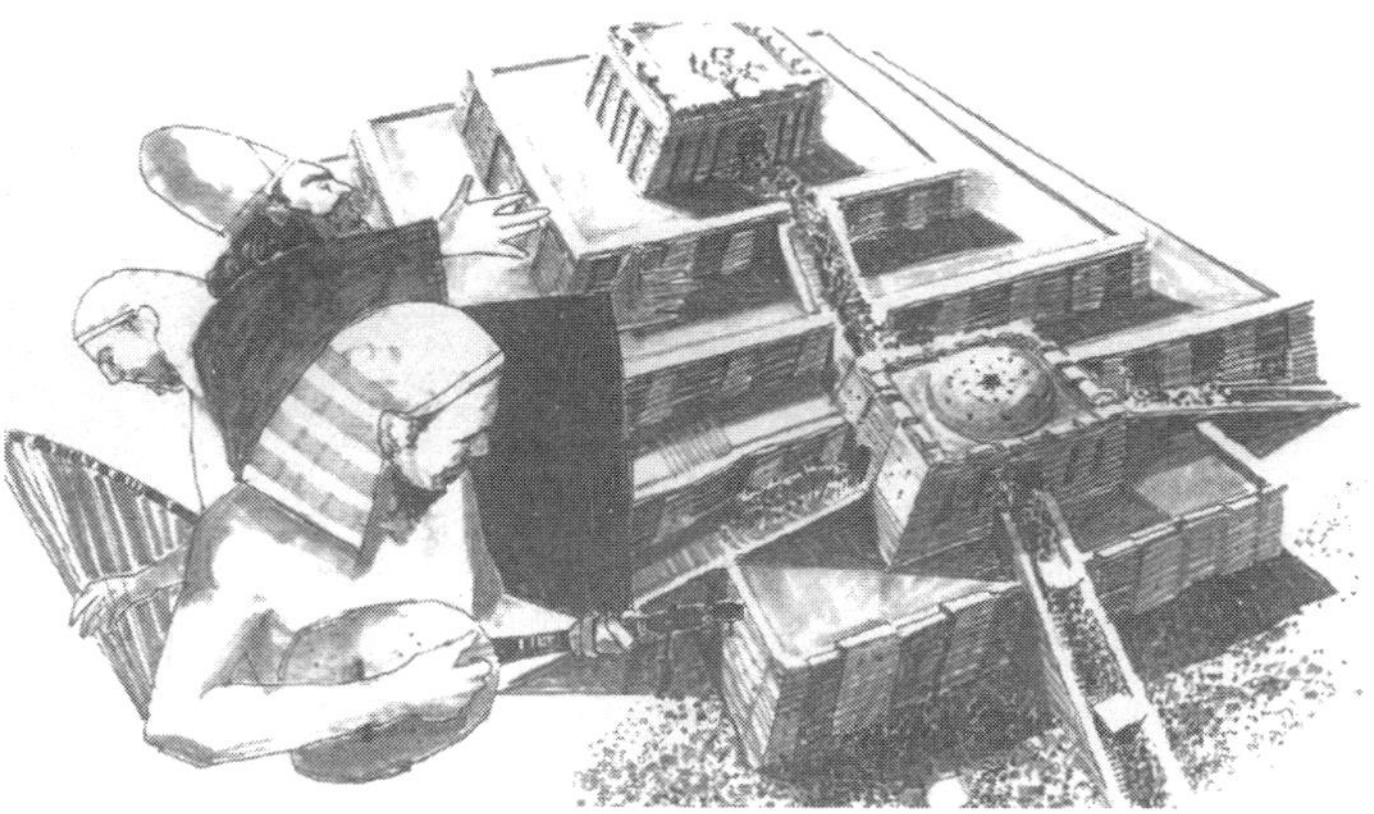

6000年前、古代メソポタミアのジッグラト（聖塔）で月の女神に奏でる古代ギター

考えも及ばない人類生存史の大切な役割を果たしてきたのです。

スフィンクス、ピラミッドの謎は、今なおすべて解明されているわけではありませんが、学者や専門家によって、様々な研究が進み、とくに音楽については、紀元前から、音楽（楽器奏）は単なる慰みではなく、神からのお告げの行事として存在していたことが立証されたのです。

詳しくは、「ギターオーケストラ大教本・上巻」（全音楽譜出版社）」に詳しく解説しましたのでご参照ください。

## 2．ギター属は太古からのコミュニケーションツール

### ♪古事記に記された古代ギター

わずか300年前まで人々は、父なる神のふところにずっと包まれていたという事が、バッハの音楽を通してもわかります。しかしさらにはるか昔、古代メソポタミア

（6000年前）以前からドレミファ〜は存在し、ギター（属）が奏でられ、音楽が人類にとって、もっともかけがえのない役割を果たしていました。では、どうして撥弦楽器・ギター属が多く使われてきたのでしょうか。

神への感謝という事は、生きていられる事への感謝です。そして祈りには必ずギター属（撥弦楽器）が用いられてきました。それには理由があり、日本神話にも記されています。

日本神話によると〝須佐之男大神《すさのをのおおかみ》〟からついに娘聟《むすめむこ》として認められた大国主神《おおくにぬしのかみ》は、大神から三種の神器を授かります。「生太刀《いくたち》」と「生弓矢《いくゆみや》」と「天の詔琴《あめののりこと》」です。注目するのは、大国を治める強力な力（武器）と共に「琴」が授けられた事です。うっかりすると現代人は、「激しい戦いの合間に琴でも楽しんでほしい」との大神（義父）の優しい気配りと思いがちですが、じつは違います。

## ♪神との通話が「竪琴」の役割

もともと、須佐之男大神は神々の中でも最も大男の暴れん坊であり、大事な娘の聟になる大国主神には繰り返し苦難を与え続けていました。あまりの事についに若い2人は、大神が熟睡している時に、その長い太い髪を柱にしばりつけ、3種の神器を持って遠くまで走って行きます。かなり行ってホッとした時、須勢理毘売《すせりびめ》に持たせていた琴が枝に触れて、音が鳴ってしまいます。その波長（音）は大神にまで響き、「何事かっ」と飛び起き、柱は倒れてしまいました。「琴」の響きは遠く離れていても、神々にすぐに伝わったということです。つまり現代風に言えば、竪琴（ギター属）が通信機器＝携帯電話の役目を果たしていたといえるのです。

また、日本の神道の儀式、たとえば地鎮祭や神棚の入魂式、新年の御祈祷などどれにも共通しているのですが、最初は神様をお呼びする〝降臨の祈り〟から始まります。この時、神様を天上からお呼びするのに、笙《しょう》、太鼓、琵琶（ギター属）等の音（波長）が使われているのです。

## ♪殉死者たちが得た幸福感と恍惚のサウンド

貴族大王・ウル王の死にまつわる研究が進み、発掘調査が行われました。王族関係者が当時、どのような衣装で、どんな楽器を持っていたかなども調べるためなのですが、墓の規模の大きさだけでなく、殉死者達の姿に驚かされたそうです。ウル国の大王が亡くなった時に、３０００人が殉死したそうです。服毒だったそうなのですが、なんと殉死者全員が一糸乱れず整然とした姿で亡くなっていたというのです。

ウル大王は一番広い地下3階の墓の中で、総員３０００人が3層になって、乱れることなく美しい姿で殉死していたとのことです。ギターによる恍惚のサウンドが、痛さや苦しさを忘れさせてくれる麻酔のような役割を果たしていたのではないかと、現代の科学者は分析しています。たぶん「こんな幸せはない」と脳が感じながら、亡くなったのでしょう。

それは、儀式のスタートから墓が閉鎖されるまで、常に神の声、神の行為である竪琴（ギター属）の音（波動）が、立ち込められていたということです。旅立った人達の全身、特に脳に響き、夢に舞う幸福感が溢れ、そのまま旅立つことができたのです。古代メソポタミアでの聖塔では、竪琴（ギター属）が使われ、ギター属の音が大きく影響していたといえます。竪琴の音は、現代で言う「麻酔」の役割さえも果たしていたといえるでしょう。

今、ミュージックセラピーが当たり前に存在するようになり、音楽の大切さ、重要さが浸透してきましたが、古代の昔から21世紀に続く今でも人類から一番愛され続けている楽器がギターだったのです。

## ♪ドレミの音階は1万4千年以前に存在していた⁉

ドレミファソラシドの「音階」については、私が教鞭をとっていた国立音楽大学の講義でも、古代ギリシャ時代（紀元前4世紀頃）のテトラコード（4弦琴、その音列）に起因する、と話してきました。しかし、1977年に歴史を根底からくつがえす発見がなされました。

地中海沿岸で、符号と文字がぎっしりと刻まれた石版が見つかり、調査した結果、音階であることが判明しました。それも現代の「全音・全音・半音」・「全音」・「全音・全音・半音」からなる完全なドレミファ～の音階であることがわかったのです。

それらの符号を整理すると、「月の女神に捧げる賛歌」という題名で、「皆を心の中で愛す」という歌詞が繰り返される2分くらいの曲でした。演奏に使用されたのは、ギター属でした。その楽器を忠実に復元し、1977年1月13日、東京の朝日新聞社のホールで演奏されたのですが、まるで現代のシャンソンのようでした。

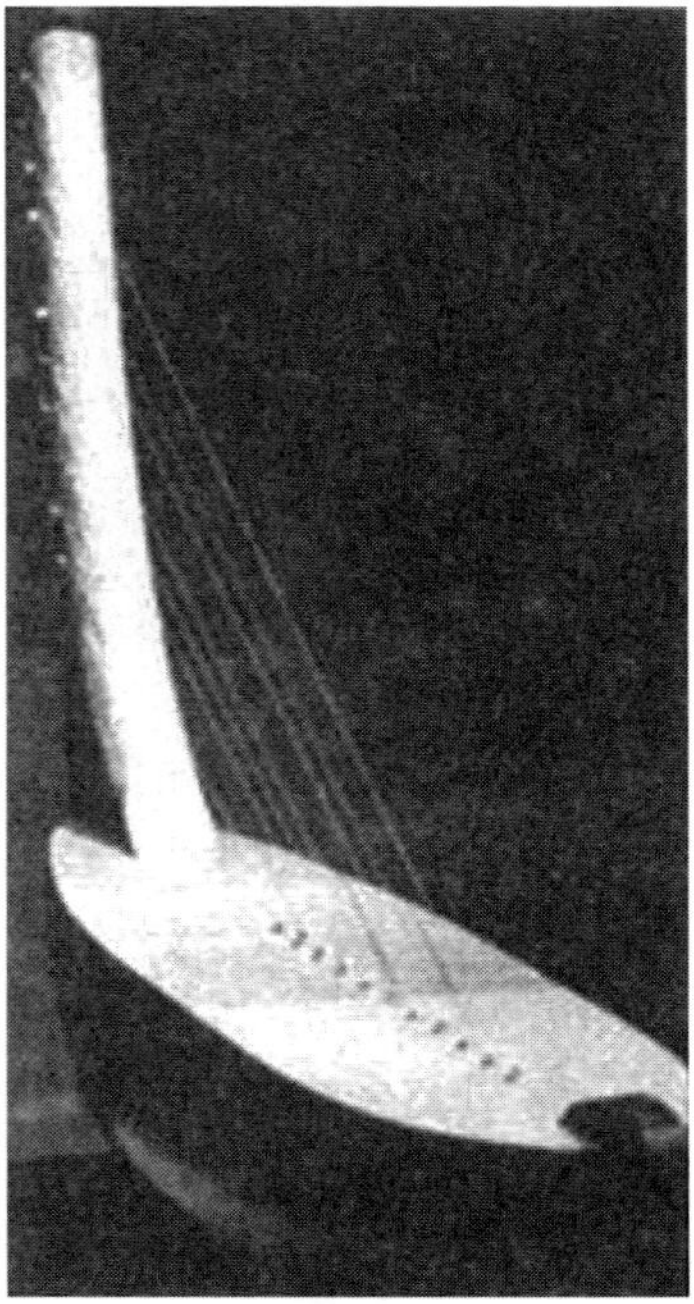
ロバート・ブラウン教授により復元された古代メソポタミアの楽器

その楽譜が証拠となり、ドレミファとギター属は、古代メソポタミア時代（6000年前）にはすでに存在していたことがわかったのです。

エジプト時代はすでに、音楽も宗教も浸透していたことがわかりますが、さらに、スフィンクスの雨の浸食の跡の事実から、じつはエジプト時代に作られたものではないということもわかってきました。ここに大雨が降ったのは、BC1万2千年前だったからです。そこから、ドレミファの音階もギター属も1万4千年以前にはすでに存

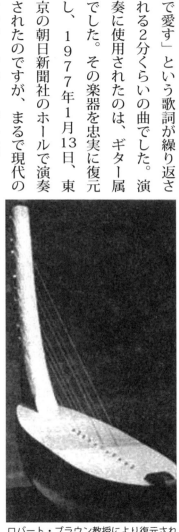

在していたのではないかと推定されるようになりました。ギター属の音波・波動は、言語成立以前のコミュニケーションツールとして大きな影響を与えていました。

## ♪ギター属の音が生む波動はスマホを超える？

現代の携帯電話＝スマートフォン（スマホ）は、世界中の人々と即コミュニケーションがとれる驚異的な機器となりました。それを現代、世界中の多くの人々が使いこなしていますが、このような機器ができたのは、ここ数十年の事です。昔の人が今の時代にタイムスリップして、携帯電話を使いこなす人を見たら、神通力を持つ仙人や陰陽師のように思うかもしれません。

このスマホやインターネットなどの仕掛けは、地球上のどこからでも電波（音波）を発信し、衛星で跳ね返って来たものを受信しているのです。人も実は微弱な電波を出し続けていて、背後に目がなくても、その波動の情報で気配を感じたりしているのです。

6千年〜1万4千年も人の胸に抱かれて来たギター属と、この楽器が生む波動とドレミファソラシドの方程式……。ギター属の音が生む波動は、右脳に直接作用し最高のホルモンを分泌する、現代のスマホのような情報ツールでもあったようです。21世紀の今、そうしたことが解明され、様々な研究がなされています。

私が強く感じている事は、ドミソ（Cコード）の和音の〝中を取り持つ「ミ」の音〟がたくさんあるギターの音が響く程、人は和し、国も和し、地球も和すということに気付きました。

詳細な理由については、ぜひ私の著書『愛のサウンドを広めて』（神奈川新聞「わが人生」より）をご一読いただけましたら幸いです。

## 3．ギターの音が心と身体を癒やす

### ♪失語症の患者さんが声が出るようになった

さて、ギターの音（波動）の有効性について、国際聖路加病院名誉院長であり、

１０５歳のお歳で亡くなられた私の敬愛する日野原重明先生に関するお話をします。日野原先生は、２００１年に発足された「日本音楽療法学会」を立ちあげ、理事長として各地で精力的に活動されました。学会の準備でカナダの病院へ視察したときのことです。

末期がんの患者さんの元に、ギターを手にした看護師さんがやってきて、患者さんが一番好きな曲を演奏したところ、患者さんの表情がみるみるうちに穏やかになっていったそうです。薬も大事ですが、音楽もとても大事なのです。日野原先生は多くの媒体で、「音楽は癒しの療法」であると語っています。先生の講演ＣＤでは、２年間もあらゆる治療を試みた失語症の患者さんが、ギターによる療法を行ったところ、うつろだった目が輝きはじめ、好きな音楽を聞くこと

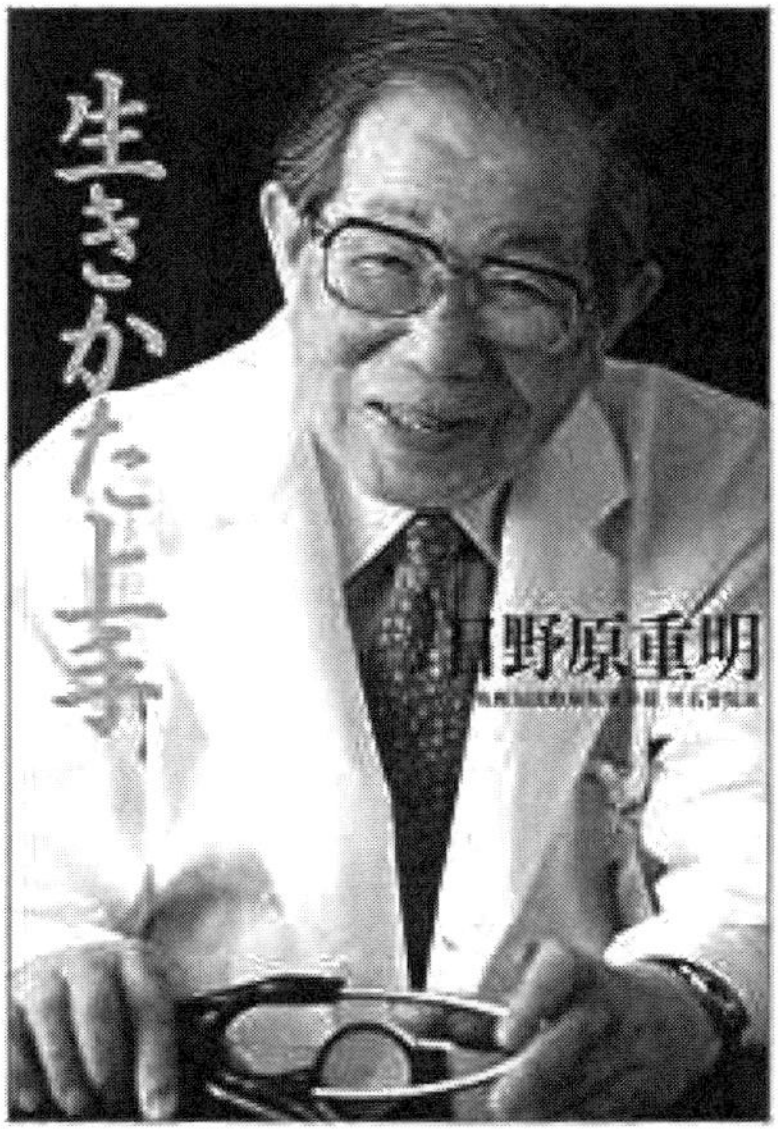


ギターの打つ音・減衰音を活用して失語症が癒えたことは「奇跡」と日野原先生。
写真は、日野原重明 著『生きかた上手』（2001 年 ユーリーグ 刊）

で、声が出るようになったケースが紹介されていました。先生は〝奇跡が起こった〟と熱く語っていらっしゃいました。

ベトナム戦で、両親を眼の前で撃ち殺された子ども達のショックによる失語症を救ったのも、ギターをノック（打つ）音から始めたミュージックセラピーです。ギターは打楽器でもあり、トントントンと太鼓のようにリズミカルに繰り返し打つことで、硬直していた脳が活動を始めたのです。

### ♪ 脳を健全な状態に戻した「幸せのガボット」

私自身も、40年前の忘れられない体験があります。午前中に青少年に健全な音楽を聞かせようという企画があり、ホールで演奏しました。最初の曲は、ヘンデル作曲の「合奏協奏曲作品6―10のガボット」です。するとどうでしょう。前の方に座って聴いていた一人の若い男性が、体を震わせ泣き出したのです。

あとで、その理由を関係者から聞くと、前の晩に入水自殺を図ったというのです。漁師さんが助け出したのですが、その男性は「死にたい」というばかり。そこで、翌

# 幸せのガボット

ヘンデル 作曲
新堀寛己 編曲

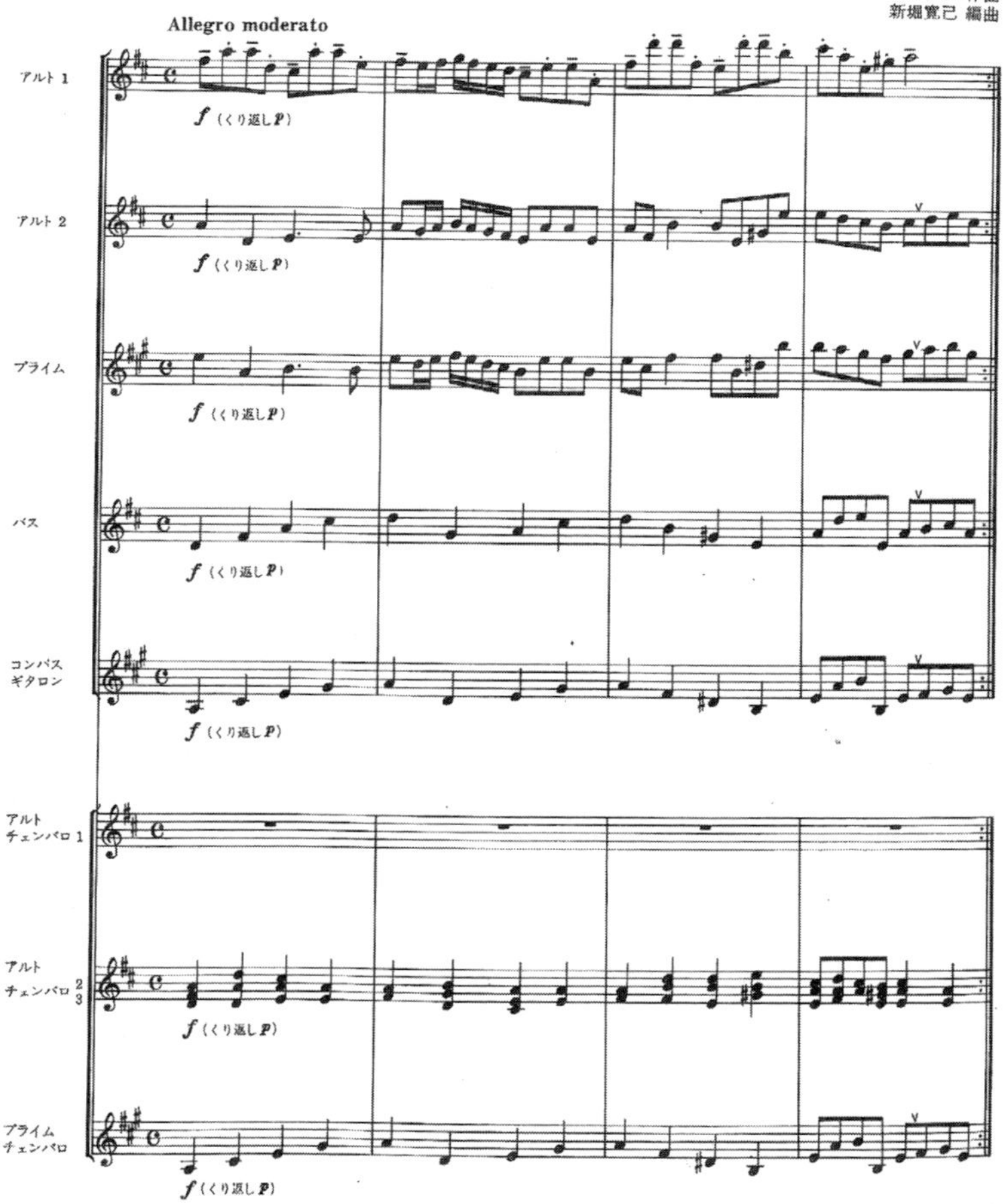

日音楽会があるからと説得し、連れてきてくれたのです。音楽を聴いたことで、脳が正常に戻ったのです。

私は「音楽の力は本当にすごい」と心の底から感動し、以来、脳をいい状態に戻したその曲をずっと演奏し続けています。そして、無機質な数字の題名を「幸せのガボット」と命名し、新堀ギターの校歌に制定しました。

## ♪太鼓に変身するギター

ギターの音は「打つという動

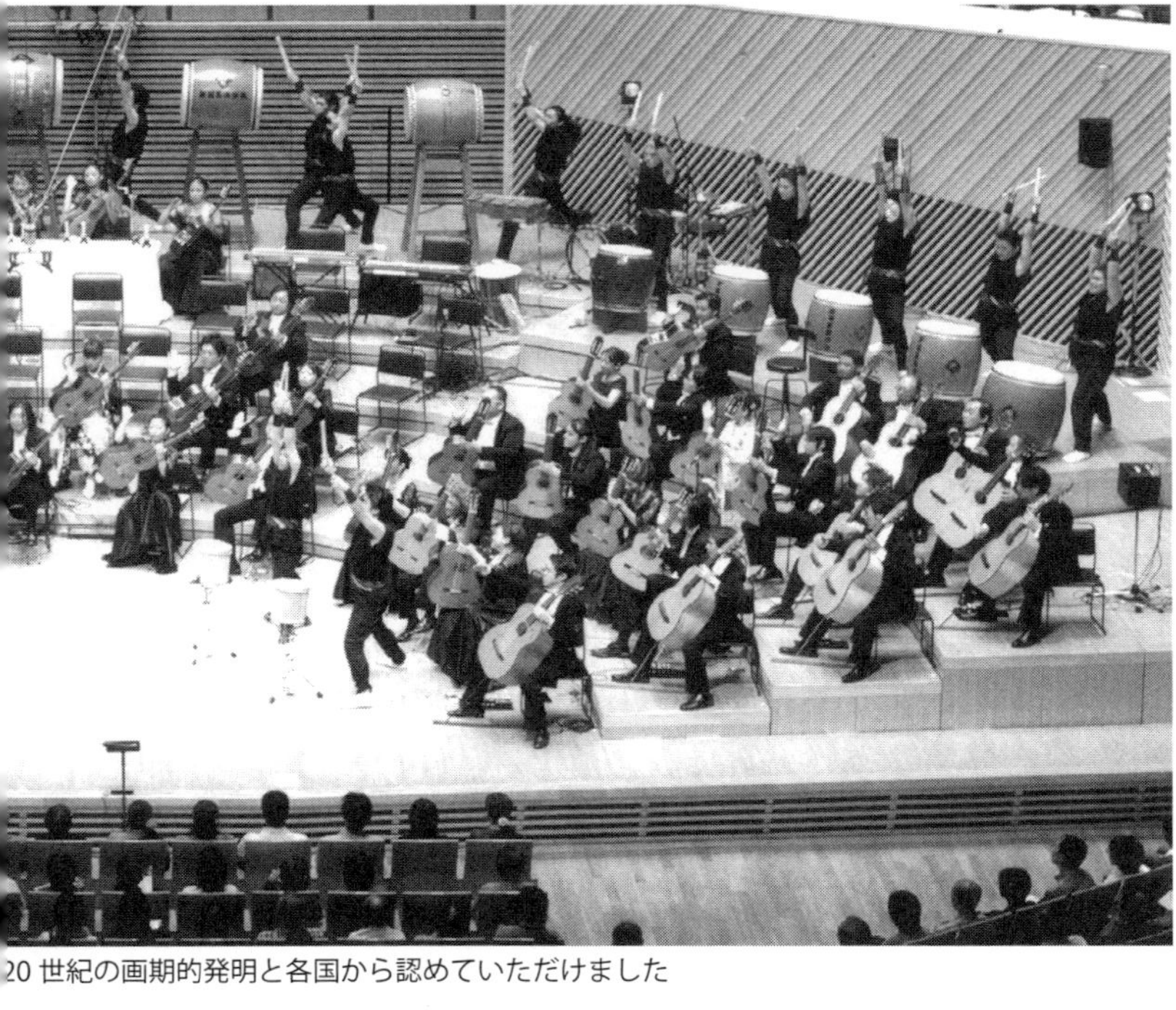

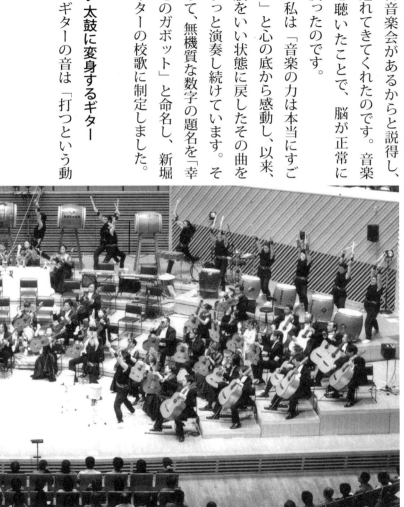

20 世紀の画期的発明と各国から認めていただけました

作」と、「減衰していく音」の構造で成り立つ事に大きな意味があります。ギターは弾き始めのノック音がカギなのです。脳の一部が硬くなっている所を絶妙に刺激し、更にその後の細胞の分子リズム活動に共鳴を起こし、それが健全に動いている分子とやがて共鳴し合い、ついにすべて（全身）が正常化するのです。

ボディ（胴）を手で打つことで音を出しますが、小さいボディのソプラノギターやアルト

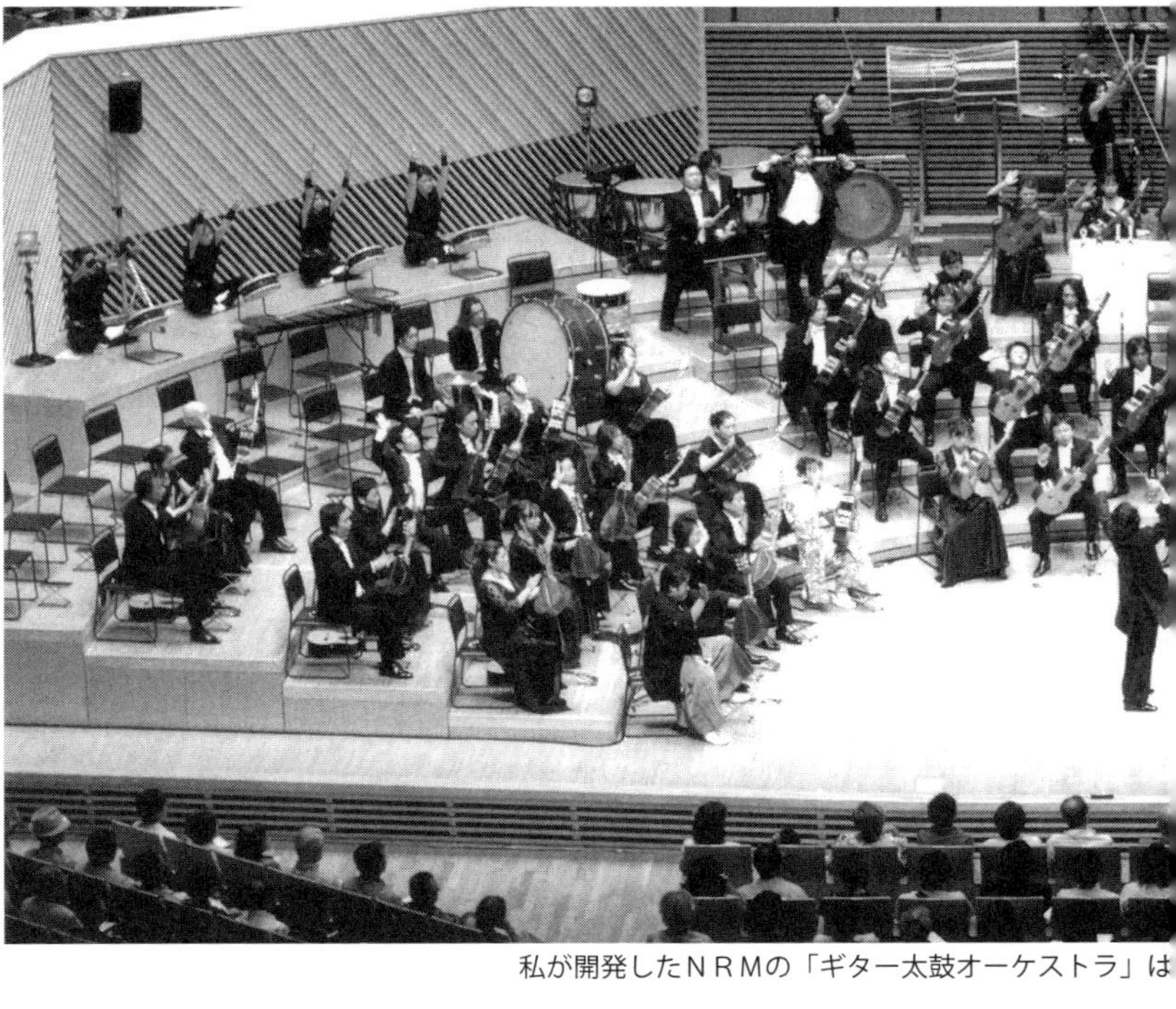

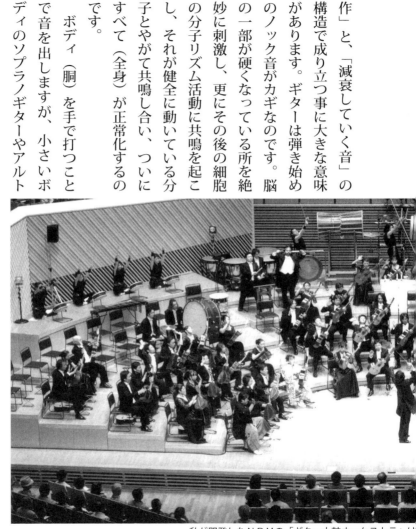

私が開発したＮＲＭの「ギター太鼓オーケストラ」は

ギターは高音。そして容量の大きいバスギターやコントラバスギター、ギタロンなどは低音が出ます。しかも、ボディの叩く位置によって音色が大きく変わります。さらに、手や指の形を変えて打つことで、あらゆる色彩の打音が出せます。また、表面板を指で打つ宮太鼓の音。裏板は鼓の音。横板（側面板）を爪で叩けば、タップダンスや雨音などの変化に富んだ音も出せます。つまり、ギターオーケストラは「ギター太鼓オーケストラ」に、すぐに変身することができるのです。各音程を持つ太鼓オーケストラの誕生です。

健康＝長寿へと向かう道に、ギター音が大切なカギを握っていて、それが最も強力な全身のアンチエイジングを生み出す４０００ヘルツのフルハーモニーが決め手である事もたくさんの裏付けがあります。各界の専門家が口を揃えて述べ始めたのは素晴らしいことだと思います。音楽↓ギター↓フルハーモニー＝「心満つる携帯電話」を大いに活用して、楽しい長寿をまっとうしようではありませんか。

## 4．神話に見るギター属の魅力

### ♪ミューズの神から、アダムとイブへ贈り物

言い伝えの神話はいくらでもあるのですが、ここではギターの存在を証明するふたつの神話をご紹介しましょう。まずはアダムとイヴの話です。

昔、アダムとイヴの二人は、死の無い永遠の青春を楽しんでいました。しかし、大神様から、「決して食べてはいけない」と言われていた金色に輝く果実に手を出してしまったのです。激怒した大神様は、二人に「死」の宣告をしました。二人が犯した罪により、人は楽園を追放され「労働の苦役と死の定め」を与えられたのです。

それを哀れんだミューズの神は、人間にギターを奏でる音楽の楽しみを与えました。

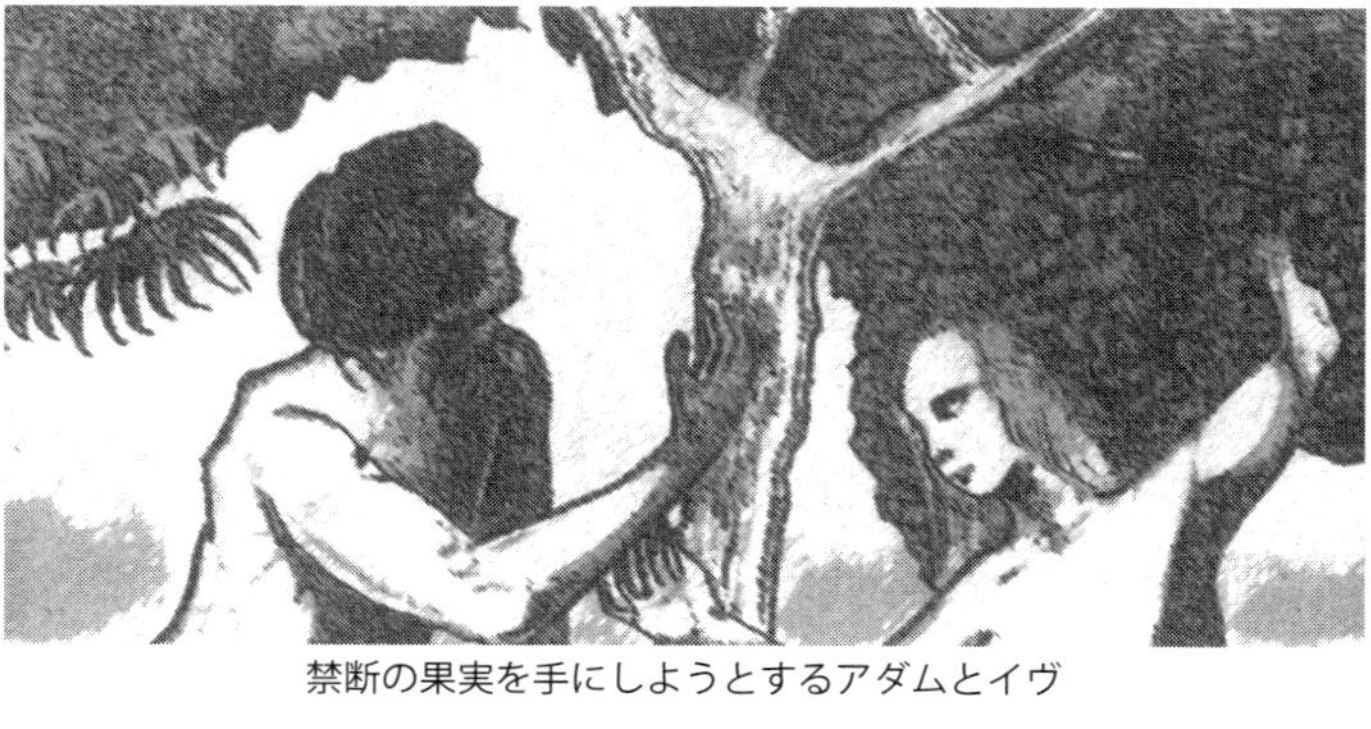

禁断の果実を手にしようとするアダムとイヴ

ミューズの神は人が、せめて生きている間だけでも、生きがいを感じ取れるようにと「音楽」の楽しみを与えたとのことです。生きがいとは、まさに音楽のこと。ミューズの神がこのとき小脇に抱えていた楽器がギターだったのです。

作物を作るのに人々の助け合いや協力は欠かせません。作物の収穫時には、広場の中央に火を灯し、みんなで合奏して、労働の苦しさをねぎらい、生きている喜びを味わいました。人々が集まり、喜び合う場所に、ギターが欠かせない存在だったのです。美しいギターの音色を響かせ、神への感謝を表しました。

太古の昔からギター属は、とても大きな役割を果たしていたのです。

## ♪海と山、両種族が合体して生まれた古代ギター

もうひとつは、古代ギターにまつわる神話です。「人は音の高低を先ずどうやって知ったのか」についてお話します。

その昔、山に住み、食料を確保するために狩猟生活を送っていた種族は、機敏さが必要で、おもに弓矢が中心的な武器でした。その弓矢が、音の高低を知るきっかけと

なりました。小さい弓の糸が矢を放ったときには高音を発し、大きく太い糸になるほど、空気を切るときに低音が出るのです。

一方、水辺に暮らす種族は、魚介類を主食として暮らしていました。ウミガメが死んで、中身が空になった大小の甲羅に強い風が当たると、大きな甲羅からは低い音が出て、小さい甲羅からは高い音が出ることがわかりました。つまり、容積の大きいものは低音、容積の小さいものからは高音が出ることを学んだのです。

小さな瓶に口を当てて吹くと、高い音が出て、一升瓶のような大きな瓶は低い音が出る原理と同じです。

やがて、海と山の両民族が仲良く協力し合うようになると、合作が誕生しました。

亀の甲羅に皮を張り、竿をつけて糸をかけた弦楽器が最初のギターです。すなわち、2つの民族が手を取り合い、和を成したとき、ギターが誕生したのです。「共和」と「平和」と「多

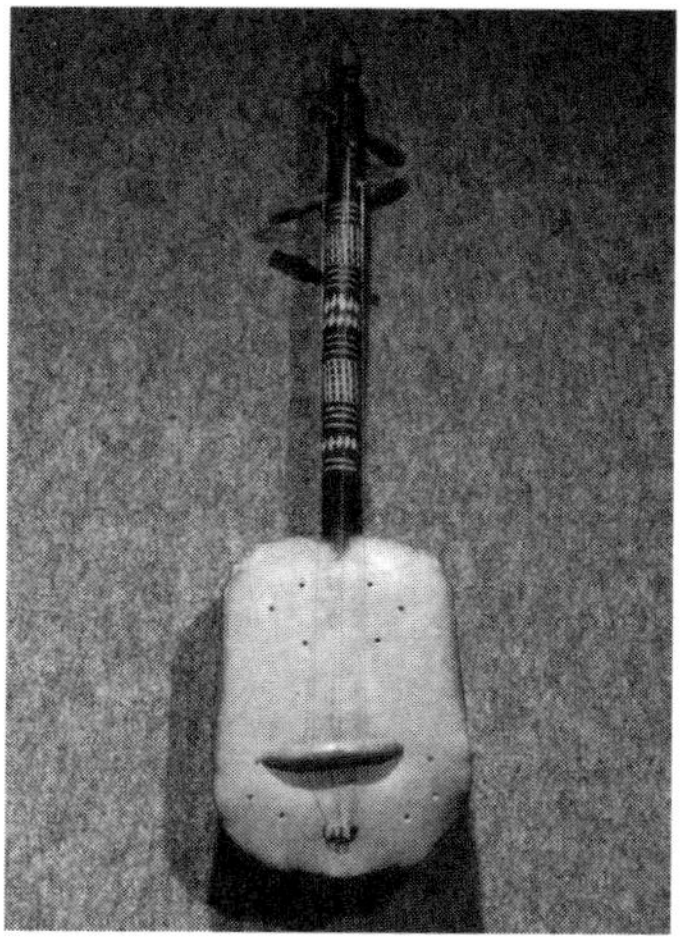

最も原始的な亀の甲羅のギター
（新堀ミュージアム所蔵）

数（合奏）」と「ギター」は、歴史を刻み、常に密接な関係を結んできたのです。

## 5．科学を超える超能力の世界

### ♪ギターがあるところに人が集い、愛が存在する

亀の甲羅でできた楽器は、古代エジプト時代に既に名付けられ、「ネフェル」と呼ばれていました。

正式には、「ネフェル・アトゥム」と言い、「ネフェル」とは、優しい、愛しいもの、人、生命を表し、アトゥムとは、「最高神」のことで、同義語が「スフィンクス」でした。すなわち、ギターは、神が常に持ち歩き、神の愛、その行為自体も表し、ギターと神はまさに一つのもの。一体のものであったのです。

ギターがあるところに人が集い、「合奏」が始まり、そこでは必ず「心」が通い合っていました。それこそが「人の道」であり、「人生」そのものであり、人生とは、そ

ういう中で「進化していく過程を楽しむ旅」でもあることを示しているのです。

古代エジプト時代の「ネフェル」とはギター（弦三本の撥弦楽器でギターのルーツ）のこと。単に演奏を楽しむというより、音とともに神様のお告げを聞くもので、これにより、神様のおかげで生きさせて頂いているという思いがふつふつと湧いてきたのです。

## ♪キリストが手をかざすと歩けるように……

歩けない人に、キリストが手をかざしたら歩けるようになった、という逸話がありますが、現在でもこのような不思議な現象は世界中にたくさん存在します。偉大な人からの「気」が脳に伝わり、強力なホルモンが出てその力で元気になったのです。

神がお創りになった人間は、大変に優れた自然治癒力を持ち、また脳からはモルヒネ級の神経伝達物質・ホルモンを分泌し、痛さを麻痺させる機能さえ持ち合わせています。人間には、こうした「幸せ感」に満たされる装置も備わっているのです。ギターのサウンドとその波動は、それらを誘発する最も伝統的な強力なものに他ならないのです。健康長寿の大原理です。

## ♪科学では説明できない現象が存在する

科学が進むほど、どうしても左脳での学習能力（論理的な事柄）ばかりを強く信じすぎる傾向に行きやすいのですが、実際、現代の科学では説明しきれない事が多々あります。

犬は人が来る事を、インターフォンが鳴るかなり前から察知し、しかも自分が大好きな人が来たのか、違う人が来たのかもわかり、知らせてくれます。これは犬の嗅覚が人の1億倍（8㎞先の臭いが分る）もあるからなのかもしれませんが、人間でも、例え剣の達人でなくても、背後の気配を感じたり、虫の知らせを感じたりしたことがある人も多いのではないでしょうか。

音楽脳とも呼ばれている右脳は〝小宇宙〟とも言われるほど、無限の能力を秘めていて、人によっては先祖代々のＤＮＡさえ顔を出す人がいます。左脳＝知識脳中心の人から見ると信じられない大天才、超能力者と呼ばれる人は、実はそこかしこに存在するのです。

## ♪天上界からの教えで完成した優れたギター

現代の科学から見ると不思議な現象が存在します。ここでは、私が感動した実話をいくつかご紹介します。

私の親友だったギター製作家・野上三郎さんの話です。彼は、製作に行き詰まると、天上界へ行き（本人談）、２００年昔のマエストロに教えを請い、受けたアドバイス通りに製作したそうです。作ったギターはとてもいい音が出て、一ヶ月の間に、グレードを大幅にアップした作品を完成させ、新堀ギターオーケストラのサウンドをいっきに上げました。

その優れたギターによってさらに新曲が生まれ、海外で大成功。かつてないスタンディングオベーションを生んだ、という嘘のような話があります。

こういう話は、笑われたり、バカにされたりすることもあるのですが、野上さんは実際にいいギターを作ったわけですから、現代の科学では解けないことが存在するのは確かです。

たとえ、製作家が科学の常識では考えられない不可思議な学び方をしても、素晴らしい楽器が誕生し、音楽を一層高める事ができたのは事実であり、私は、その研究法について意見をはさむ事はありませんでした。

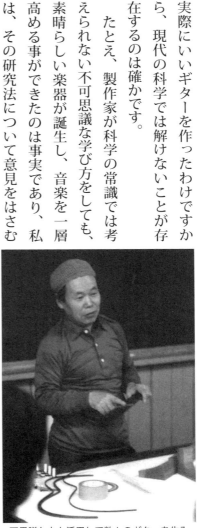

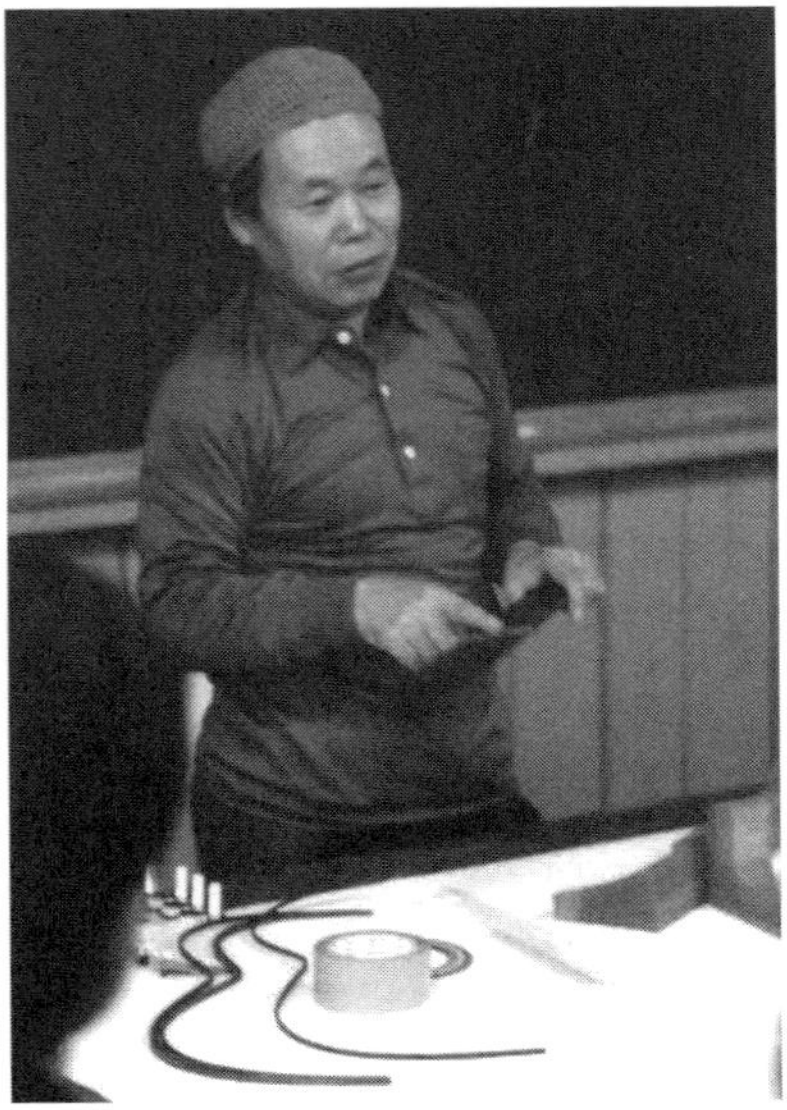
不思議な力も活用して数々のギターを生みだした野上三郎氏

## ♪ 右脳をフル活用している芸術家に多い

もちろん、このような不思議な現象については、もっと分析する必要はあるかと思いますが、科学や医学が進むほど、現代の科学では説明できないものの存在があるという事もわかってきたことも事実です。

私ぐらいの年齢になると、一般常識では計りしれない色々なものの存在が見えてくる場合がありますし、他の人が持っていないものをこの人は持っている、などということもわかる時が多々あります。

右脳は感覚の世界に近いので、特に右脳フル活用の芸術家には多いです。画家や音楽家など感覚を大切にする職業の人たちは、もともとある才能を活かしながら、知らず知らずのうちに右脳のトレーニング（開発）をしているのではないでしょうか。もしかしたら、本人自身、他の人との違いを明確に認識していないかもしれません。また、本人が気付かないまま、生涯を終える人もいるでしょう。

また、いまだに一流の学校や会社を目的に猛勉強（左脳中心）させている親御さんもいますが、そうではなく、感覚が素晴らしい子には、その力を活かす方向もあるのだということも知ってほしいと思います。

## ♪さだまさしさんが聴いた「竪琴の音」

さだまさしさんも不思議な体験をしたお一人です。

僧侶と有名人の対談集『いのちを語る』というＤＶＤの第3巻には、さだまさしさんと春日大社の宮司・花山院《かさのいん》弘匡《ひろただ》さんとの対談が収録されているのですが、その内容は実に興味深いものでした。無名のちょっと変わった人の話ではなく、かの「さだまさし」さんが感じ、お話ししたことなのですから、これは信憑性があります。

さだまさしさんが、弟さんと共にニューヨークへ向かう飛行機内での出来事です。飛行機が北極圏にさしかかった時、息を飲むほどの美しいオーロラと遭遇し、その時、〝竪琴の音〟に身を包まれたというのです。しかも「6本弦の響き」だったとはっきり語っています。

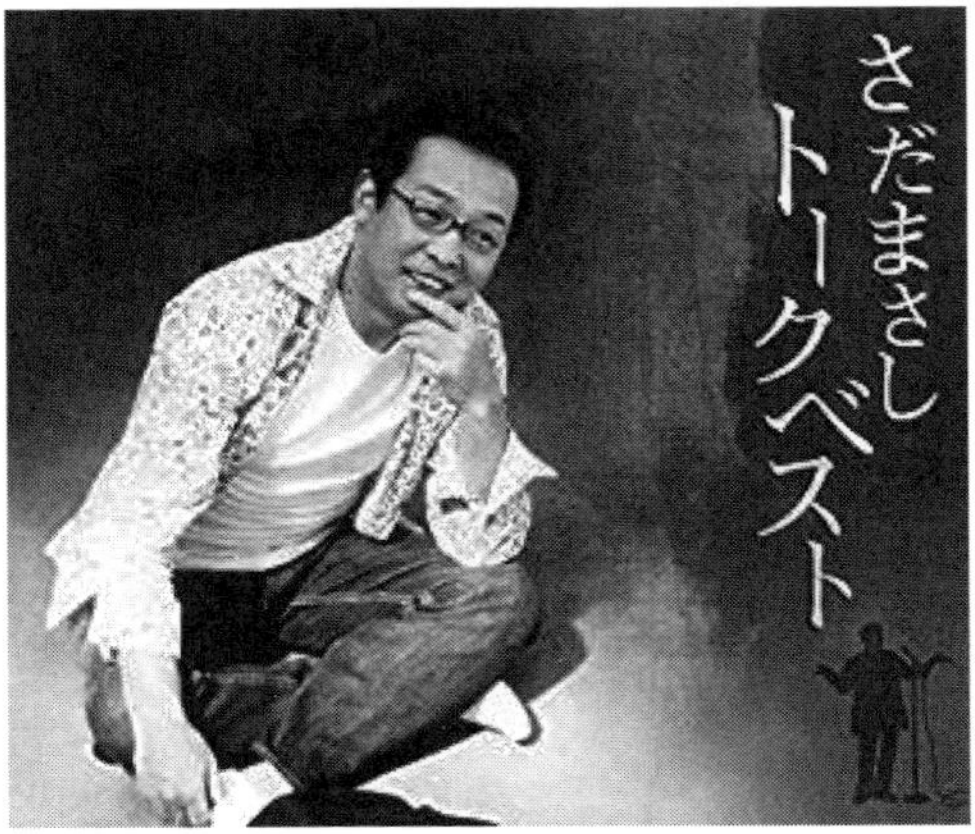

さだまさしＣＤ「トークベスト」（2006年 フォア・レコード）

その話を静かに聞いていた花山院弘匡宮司は、「あり得ること」と深く頷いていました。しかし一般的に考えれば、これはあり得ない出来事です。オーロラは6本弦の竪琴（ギター属の事）の音は出さないし、たとえ音が出ていたとしてももの凄いスピードで飛んでいる。機内まで聴こえたり、ましてや癒し系の弦の音が、ジェット機の爆音を消して彼の耳に届くということは、とうてい考えられません。

ですが、これは、さだまさしさんが感じた音なのです。脳が感じとったとも言えますが、本当に聴こえたのだと思います。きっと心で感じたのでしょう。右脳をずっと使い続けている人は、このような事を度々体験しているようです。私もそのような体験があるのでよくわかります。

体調不良や老化、精神疾患による幻聴とは異なり、人は元々そのような能力が備わっているのだと思います。信じてもらえないかもしれませんが、現代の科学では解けない世界が確かに存在するのです。そして、純粋に信じたり感じたりすることから若返り、それが健康長寿へ直結するということはたくさんあるのです。

# 第3章　ミュージックセラピー（音楽療法）はここまできた！

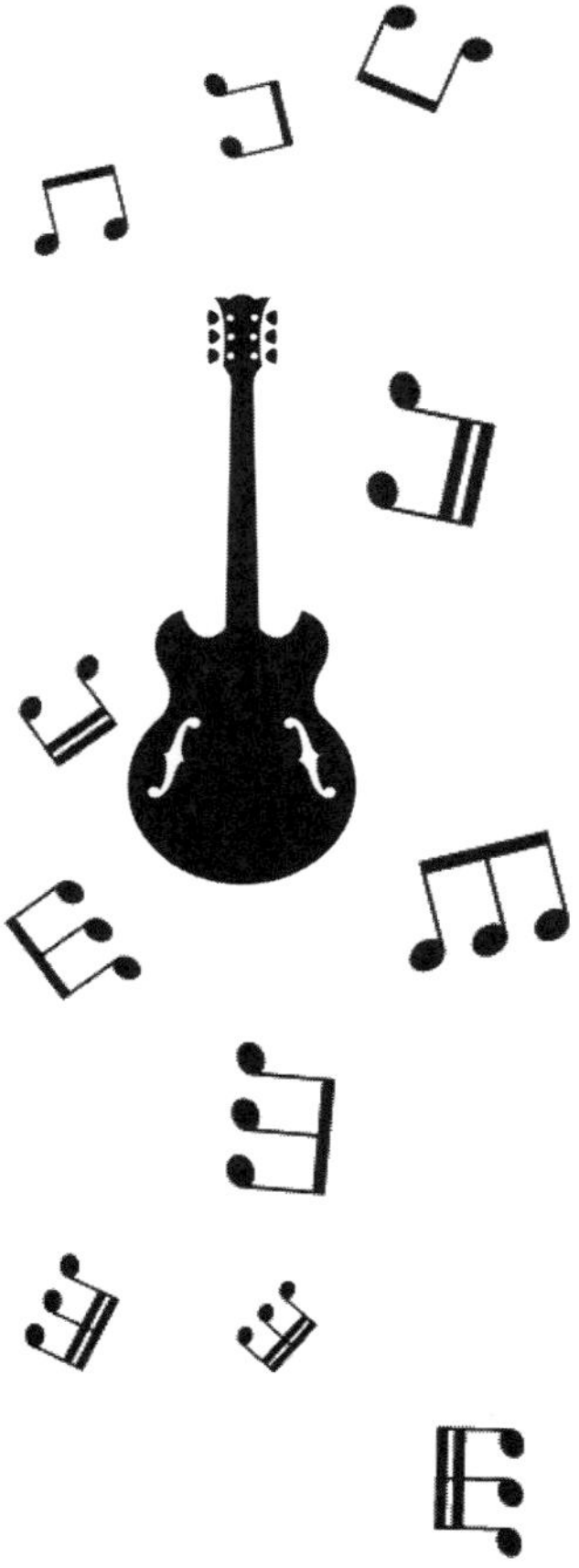

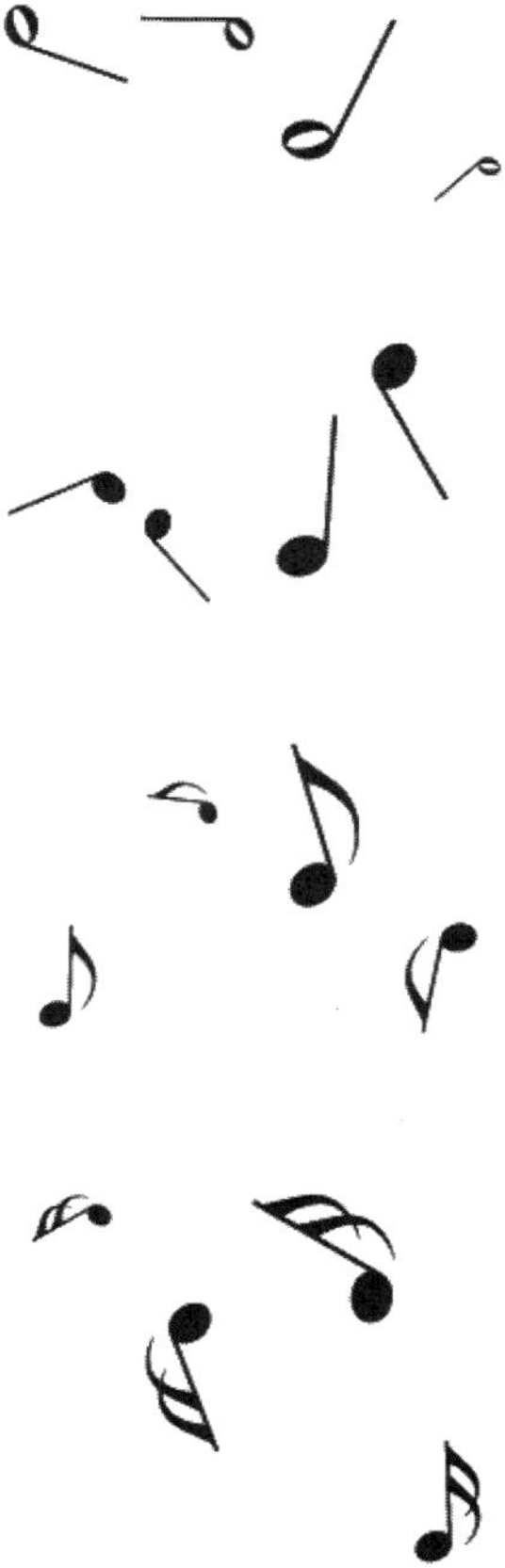

## 1．良質な音楽を聴かせると、美しく美味しくなる

### ♪美しい音の波動で回復する

音楽を用いて心身の治療を行う「ミュージックセラピー（音楽療法）」が、世間でも広く知られるようになりました。音楽が与える影響はとても大きく、人の心を癒すだけでなく、治療にも役立つものとして、病院やケア施設などでもミュージックセラピーが多く取り入れられています。音楽は、人間の身体に大きく関係しているのです。

人間の身体は約60兆個もの細胞から成っていますが、そのもっとも小さな単位の素粒子は、かすかな電流でリズムよく規則正しく振動していると前述しました。しかし1日に５００個ほどの素粒子が諸々の要因で、リズムを乱すような動きをしてしまうそうです。これが大幅に異なったリズムの合奏になってしまうと、ガンへと進行することもあるとのことです。

そのような時に威力を発揮するのが音楽なのです。乱れた箇所へ美しい音楽の波動を当てると、元の状態に回復し、規則正しくきれいに整うのです。

## ♪美しい水は、生命の源

第1巻『健康長寿の秘訣』の第5章でも触れましたが、両耳は正面から来る相手の言葉をしっかり聞き取れる様に前方に向いていますが、音楽を聴いている時、人は身体全体で音（波）＝波動を感じ取っているのです。

波動が与える影響でわかりやすいのが「氷の結晶」です。美しい音楽（波動）を聞かせた水を凍らせると、その氷は美しい六角形の結晶を確認することができます。ところが雑音のような音を聞かせた水を凍らせると、その結晶はグチャグチャな配列になっていて、誰が見ても汚い結晶になってしまいます。

とりわけ、4000ヘルツのモーツァルトの音楽は、人間の脳と身体によい影響をもたらし、人間だけでなく、花や魚の飼育や成長にも大きな影響を与えます。牛や豚、野菜、酒やワインの製造、花屋さんの現場でも、音楽を取り入れた手法がなされ、心地いいBGMを流すことで、植物の発色や大きさに影響を与え、食用の魚や動物は豊かな味わいに育ちます。

人は70％が水でできています。そして胎児は80％以上が水分だといわれています。

お腹の中の子にも美しい音を聞かせることが大切です。ちなみに地球も70％は水でできています。そのくらい水は尊いものなのです。常に美しい水を維持したいものです。

## 2．脳が喜ぶフルハーモニー（４０００ヘルツ）

### ♪脊髄の柱が音の波動を受信する

構造としては、背中に脊髄という長い受信柱があり、ここで波動を感じます。脊髄は髄液ですっかり覆われているので、どこにどんな波長が当たっても、直ちに脳に届けます。

低い音は脊髄の下部で受信します。たとえば、一般のプライムギターの音（９８２ヘルツ）は低めなので、腰あたりで受けます。そして、ソプラニーノギターやソプラノギターなどは、背中の上部に響きます。アルトギターや低音のバス、コンバス、ギタロンなどが加わり、それにチェンバロギターが更に加わると、それらの共鳴が大

## 音の周波数と脊髄の対応関係

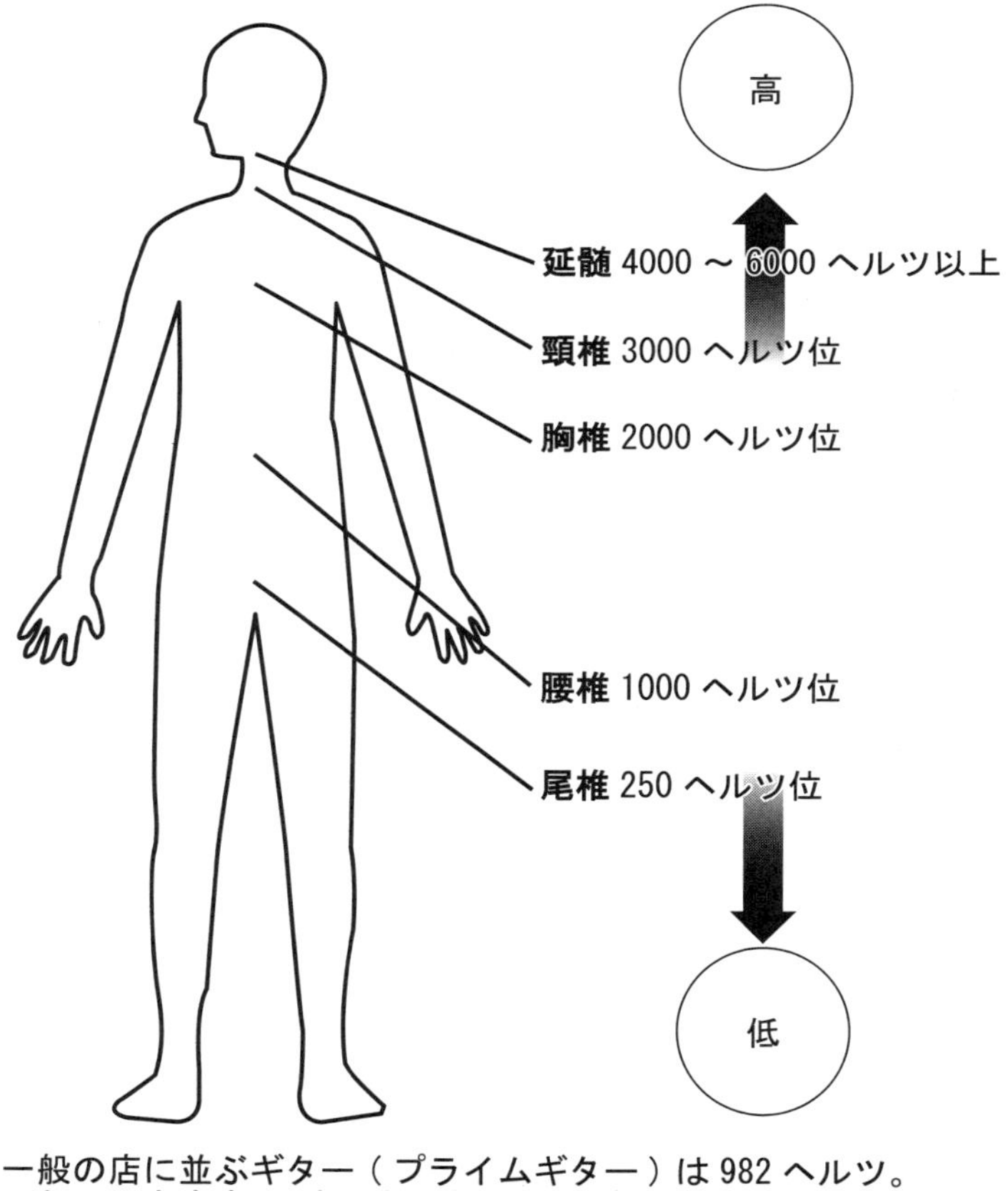


一般の店に並ぶギター（プライムギター）は 982 ヘルツ。
それよりも高音･低音のある新堀式のギター合奏ではモーツァルト効果の 4000 ヘルツを生む事ができる。

幅に倍音を生んで、もっとも効果の高い4000ヘルツの音まで生み、それは頭(延髄)で受信します。良いホールや、ステレオ効果音(リバーブ豊かな音)によって、さらに身体全体を包み込み、とりわけ、4000ヘルツ以上が響く音楽=波動は、身体全体に刺激と良い影響を与えます。

このように、良い波動を受けるには、背中がとても大切な部位となるわけです。

## ♪「モーツァルト効果」のメカニズム

モーツァルトの曲は、人だけでなく、動物や魚、花などにもよい影響を与えることは周知の事実となりました。「モーツァルト効果」のメカニズムに関する数々の研究の中で、モーツァルト音楽のほとんどが、4000ヘルツ以上であり、90%以上が長調で書かれ、その多くにギターのアルペジオの手法の音が用いられています。

「Hertz(ヘルツ)」とは周波数、振動数の単位です。音楽、すなわち音の物理学的な正体は空気の震え=振動です。振動を機械で測ってみると、エネルギーの振幅が波のような形で示されます。この波の形(波形)が1秒間に何回発生するかを表す単位がヘルツです。

私が開発したギターオーケストラは、この「モーツァルト効果」を活かし、音楽療法的にも良い効果を生んでいます。ぜひ波動の研究者の方にも、このギターオーケストラの素晴らしさを理解し、さらに詳しく分析していただきたいと思っています。

## 3. 新堀寛己の最新音楽療法

### ♪もっとも効果的なミュージックセラピー

ミュージックセラピーをもっとも効果的に用いるにはどうしたらいいか。私は、長期間にわたって、音楽現役専門家として、実践臨床データを分類し、まとめてみました。

「人の身体や気持ちは常に変化する」。私の音楽療法は、これが前提です。人間は感情の動物で、体調も日によって変わります。時間の経過によっても変わります。

そこで、気分の高揚に合わせ、疲れたときや癒やされたい時、元気や勇気が欲しい時など、どんな時にどんな曲を聞けば効果があるかを調べました。
既に発表したものと未発表のものがありますが、最初に、現在発売中の新堀寛己監修による「ミュージックセラピー」シリーズをご紹介します。すべての音楽が、新堀メソードの４０００ヘルツ音となっています。

**Ａ 癒しのセラピー**

「癒しのセラピー」は、街の喧騒から離れたい、人間関係に疲れた、一人で静かに心を整えたい、心身を休ませたいという方へ。

①幸せのガボット（「合奏協奏曲 作品６―10より）
（Ｇ・Ｆ・ヘンデル／新堀寛己編）
②森のワルツ（新堀寛己作曲）
③小さなワルツ（新堀寛己）
④白鳥（Ｃ・サン＝サーンス／新堀寛己編）

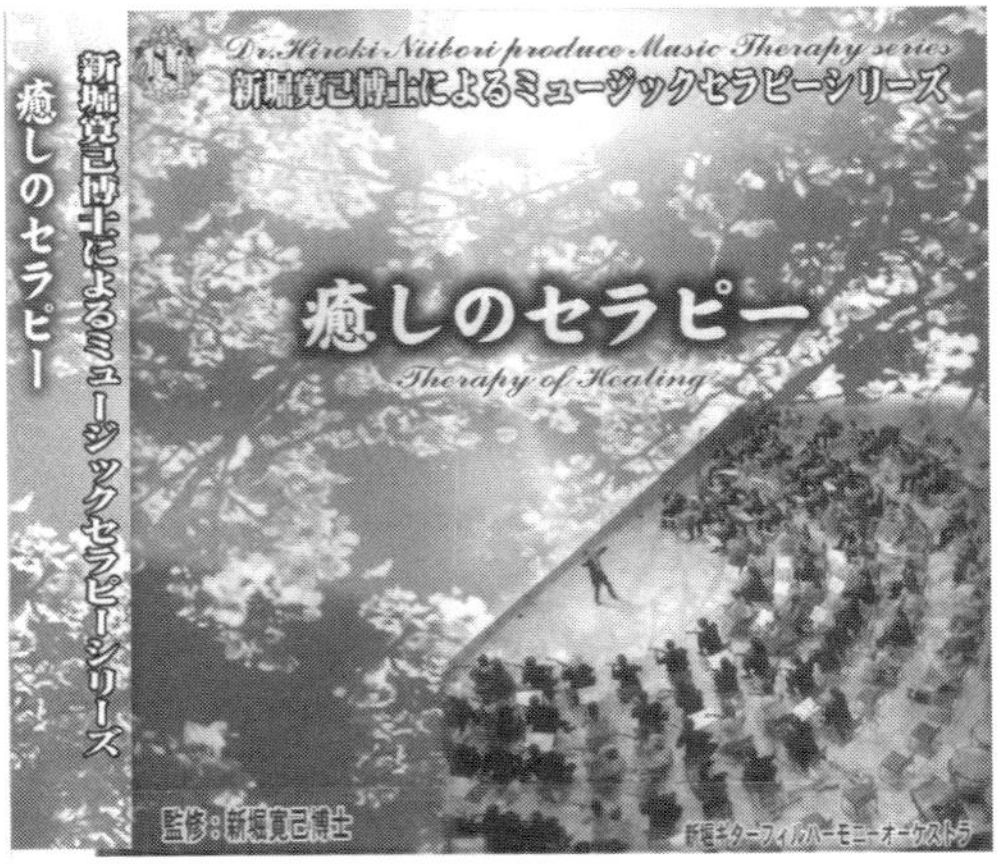

ＣＤ「癒しのセラピー」

⑤ポーリュシカポーレ（ロシア民謡／新堀ギターアンサンブル編）
⑥ギター協奏曲ニ長調 第2楽章（A・ヴィヴァルディ／新堀寛己編）
⑦バロック風「カタリ・カタリ」（早川正昭〜新堀寛己編）
⑧バロック風「七つの子」（早川正昭〜新堀寛己編）
⑨パントミーム（W・A・モーツァルト／菊地俊一編）
⑩夏の想い出（中田喜直／池田正義〜新堀寛己〜新堀ギター女性四重奏団編）
⑪蒼いノクターン（P・モーリア／新堀寛己編）

**B 元気のセラピー**

「元気の出るセラピー」は、元気や勇気がほしいとき、大きな決断力を求められているときに。

①「フィガロの結婚」序曲（W・A・モーツァルト／寺田和之編）
②「こうもり」序曲（J・シュトラウス2世／新堀寛己編）
③S—Blues（瀬戸輝一）

④二本のフルートのための協奏曲ハ長調RV533（A・ヴィヴァルディ／新堀ギターアンサンブル編）
⑤ポンテ・フェリーチェ（畑中雄大）
⑥ワンダフルモーニング（新堀寛己）
⑦翼（百瀬賀午）
⑧ラデッキー行進曲（J・シュトラウスI世／新堀寛己編）
⑨別れの歌（ドイツ民謡／佐藤建実～新堀寛己編）

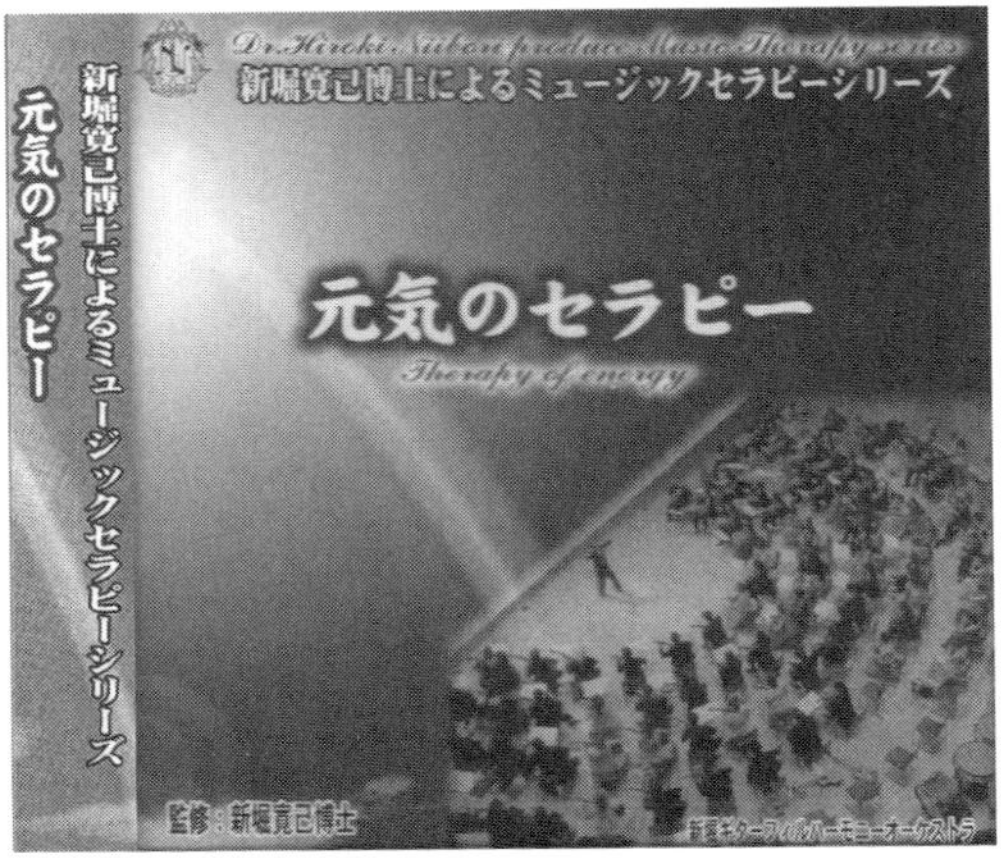

ＣＤ「元気のセラピー」

**Ｃ 愛しのセラピー**

「愛しのセラピー」は、人恋しいとき、共感し合いたいとき、わかってほしい、わかり合いたいなど、ぬくもりがほしいときに。

①ムーンリバー（H・マンシーニ＆J・マーサー／新堀ギターアンサンブル編）

②ディベティメント17番　第3楽章「メヌエット」（W・Aモーツァルト／新堀寛己編）

③オペラ〝ドン・ジョバンニ〟第2幕第1景より「セレナーデ」（W・A・モーツァルト／新堀寛己編）

④愛しのクリスティーヌ〜愛のコンチェルト（P・セネヴィル&O・トゥッサン／小林秀明編）

⑤ワルツ作品64―2（F・ショパン／新堀寛己編）

⑥きらきら星変奏曲K・265（W・A・モーツァルト／黒田康子編）

⑦ピチカート・ポルカ（ヨーゼフ・シュトラウス&J・シュトラウス2世／新堀寛己編）

⑧この胸のときめきを（P・ドナジオ／冷牟田幸子編）

⑨ハワイ・ウェディングソング（C・E・キング／小林秀明編）

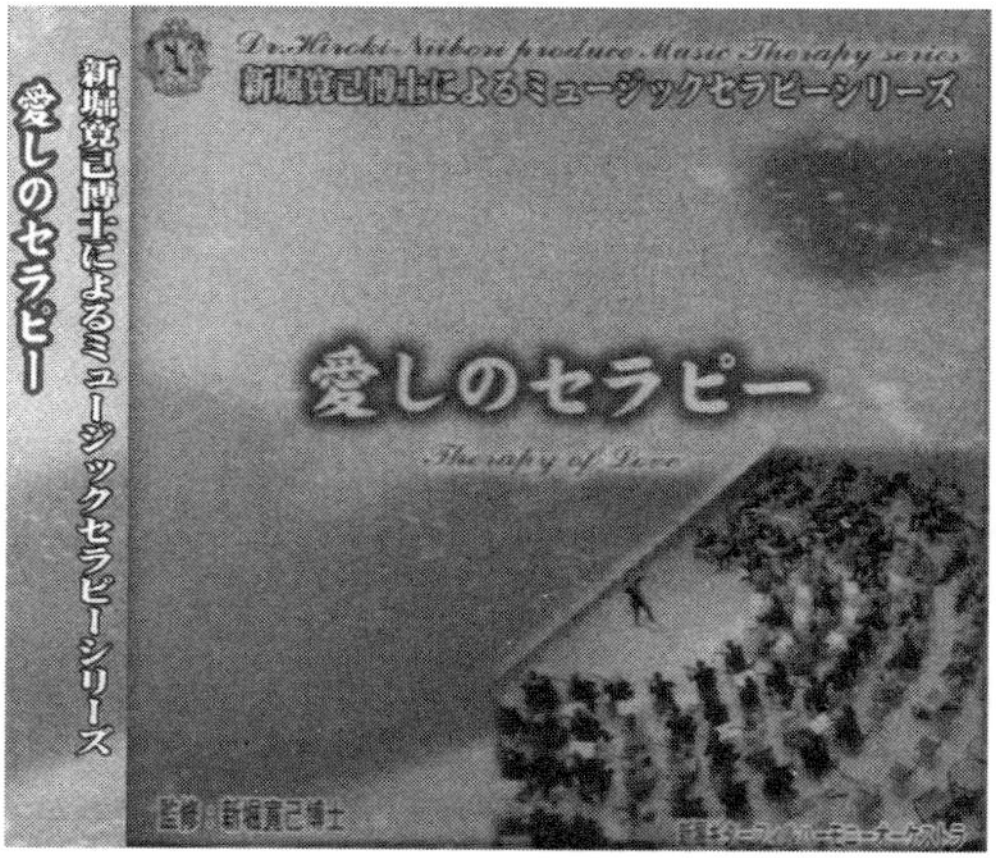


CD「愛しのセラピー」

## D リラックス用のセラピー「リラク選集」

音楽療法(ミュージック・セラピー)用リラクゼーションCD「リラク選集」。これは、A～Cのように、自ら選んで聴く鑑賞用ではなく、お店やサロンなどのBGM（バックグラウンドミュージック）として流れる、ギターによる癒し系の音楽を集めたCDです。聞きながら眠ってしまう人もいるほどの心地よさで、心からリラックスできます。

有名な「ダンディハウス」や「エノスパ（江の島アイランドスパ）」、葉山「一葉」(日本料理)や「リハンド」（エステサロン）をはじめ、次の第4章でご紹介する熱海のエステ各店でも採用しています。このCDを取り入れる店がとても増えています。

①ショパンの前奏曲（ターレガ）

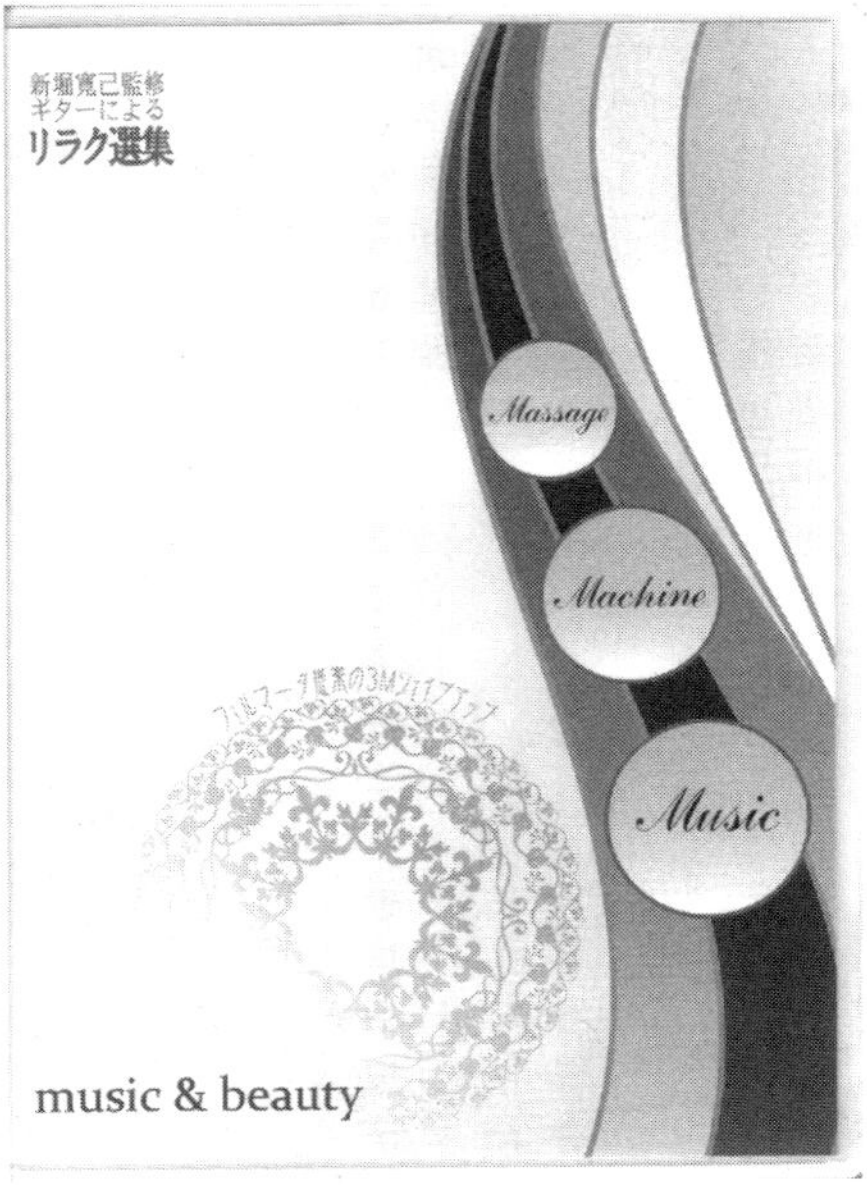

全曲、ギターによるCD「リラク選集」

②セレナーデ（シューベルト／新堀寛己編）
③ミスターロンリーのデュエット（アラン＆ビントン／中西信明～新堀ギターアンサンブル編）
④パバーヌ（ルイス・ミラン）
⑤ガボット（ゴセック／新堀ギターアンサンブル編）
⑥小さな昔（新堀寛己）
⑦想い出（ターレガ）
⑧詩人と私（F・ミルズ／新堀ギターアンサンブル編）
⑨星に願いを～眠れる森の美女（ハーリン～チャイコフスキー／小林秀明編）
⑩盗賊の唄（カタルーニャ民謡／リヨベート編）
⑪小さい舟唄（新堀寛己）
⑫マルセリーノの唄（P・ソロサバル／新堀寛己編）
⑬タウベルトの子守唄（タウベルト／新堀寛己編）
⑭ゆりかご（ターレガ／新堀寛己編）

⑮月光（ソル）
⑯蒼いノクターン（P・モーリア／新堀寛己編）
⑰渚のアデリーヌ～星空のピアニスト（P・セネヴィル&O・トゥッサン／高橋ひとみ編）
⑱星のセレナーデ～夢の伝説（P・セネヴィル～P・セネヴィル&J・ボードロ／小林秀明編）
⑲午後の旅立ち～夢の中のウェディング～（P・セネヴィル～&O・トゥッサン／新堀きよみ～小林秀明編）
⑳「四季」より「冬」RV297　第2楽章（A・ヴィヴァルディ／新堀寛己編）
㉑バロック風「クリスマス」より第2楽章「きよしこの夜」（早川正昭／新堀ギターアンサンブル編）

また、これらをベースにした「極上のリラクゼーション実践のBD（ブルーレイ・ディスク）」もご用意しましたので、ご覧いただけると幸いです。

## E　無音へと導く究極のセラピー「私の天国」

### ♪ 音がない癒しの時間

これこそ、本書で明かす骨子です。

私が国内外各地で体感して気づいた最高の音楽療法とは「無音」でした。最高の贅沢、最高のミュージックセラピーは「音がない癒しの時間」があるのです。「音がない」状態こそ、究極のミュージックセラピーだったのです。

そこで私は、「音がない状態」をいかに効果的に作るか。その前の音楽をどう扱ったら良いのかなどについて突き詰めて考えました。そしてある日、私は、とんでもないことに気づいたのです。

### ♪ 電車の居眠りにも真理がある

それは、私の講義のときのこと。

ある学生が、コックリコックリと船をこぎ始めました。私にとっては腹立たしいその学生は、じつに平和で穏やかで仏様のような表情をしていました。講義中などであれば、居眠りしている本人にしてみても不本意な行為なのでしょうが、とても穏やかな顔をしているのです。このような居眠りの状態は、美しい音楽をゆったりと聴いている時にも起こります。電車に揺られている時も、お坊さんのお経を聞いている時や教会で神父さんのお説教を聞いている時にも……。

「私の講義中に居眠りとは……」と少々気分を害しながらも、私はここで気がついたのです。「これは脳がリラックスしていて、アルファ波が出ている姿だ！　これだ！ここに真理がひそんでいる」と。そして、「居眠りの姿に、一つの共通点（真理）が存在していることがわかった」のです。

## ♪「一定のリズムの繰り返し」が決め手

その答えは何だと思いますか？　それは、催眠術師がよく用いる方法です。

「アナタは、ねむくな～る ねむくな～る」と繰り返す方法です。すなわち、人間の脳は、一定の音やリズムを繰り返し与えられると、眠くなり、脳からアルファ波が出て、気持ちがよくなるのです。

興味が持てない授業では、左脳は働きにくく休んでしまうのです。電車の一定リズム音の繰り返しも、知性を司る左脳が休んでしまうので、眠くなります。内容がよくわからないお経も、一定の響きが続くので、左脳は休憩してしまいます。ちなみに、天井がドーム型の教会も、声や音が丸くなり、左脳は反応しにくくなります。

これらのすべてに言えることは、知識・理性を司る左脳が働きにくくなって、我を忘れて気持ちよくウトウト状態に入ってしまいやすいということです。つまり「一定のリズム」と「繰り返し」を原理・核にすれば「極上のリラクゼーション」はいつでも作り出せるのではないだろうかと気づいたのです。

84歳の今、ようやく若返りに最高に効果的な方法が「無音」に浸ることである事実に到達しました。そして、音のない世界をどうやって作り出すかが最大のテーマとなりました。

## 4．究極のリラクゼーションを目指して

### ♪無音を意識させるための「音」とは

私は「音のない最高の世界を作り出すための音」、「睡眠を誘うきれいな音」の研究に没頭しました。脳が「無音」を意識するには、その前にどのような「音」を、どのように準備するかがポイントです。これは「音がない」ということを、脳がフレッシュに意識できる方法ということになります。すなわち、最初から音がないというだけでは、リラクゼーションにはならないのです。

具体的には、極上のリラクゼーションを得るために音を用意し、それを左脳に入らないようにすればいいのです。聴いたことのある曲、知っている曲では、つい音を追いかけてしまいます。知識脳（左脳）が認知してしまっては、完璧な睡眠には導けません。

つまり、オリジナルで「左脳に判断（処理）させない響き」を用意し、その手前でフェイドアウト（次第に消えていく）にし、しばらく「無音」を続けるのです。音楽

専門家や音に敏感な人に対しては、いっそうリバーブ（残響）を充分にかけ最少音量とし、すぐにゆっくりと消していきます。

もっとも効果的なのが、右脳によく効くデクレッシェンド音（音が衰退して行く波動）です。すなわち、撥弦楽器の波です。これは、４０００ヘルツを有するフルギターサウンドを使うことで可能になりました。

## ♪ 無音空間こそ最高のリラクゼーション

こうしてたどりついた「無音空間」こそ、自然な睡眠を導き、最高のリラクゼーション、天国そのものなのだと確信を得たのです。

研究は続き、音の幅と奥行きを出すため、無音は何秒の間をとるか、音程、音の大きさなど、理想的な「無音空間」を作り出すために徹底的に研究しました。

「導いた睡眠」「導いた無音」こそ、あらゆるストレスを取り除く、リラクゼーションへ向けた最高の方程式（療法）です。ぜひ体感してみてください。きっと、大満足の睡眠を得て、健康と若返り効果をもたらすことでしょう。

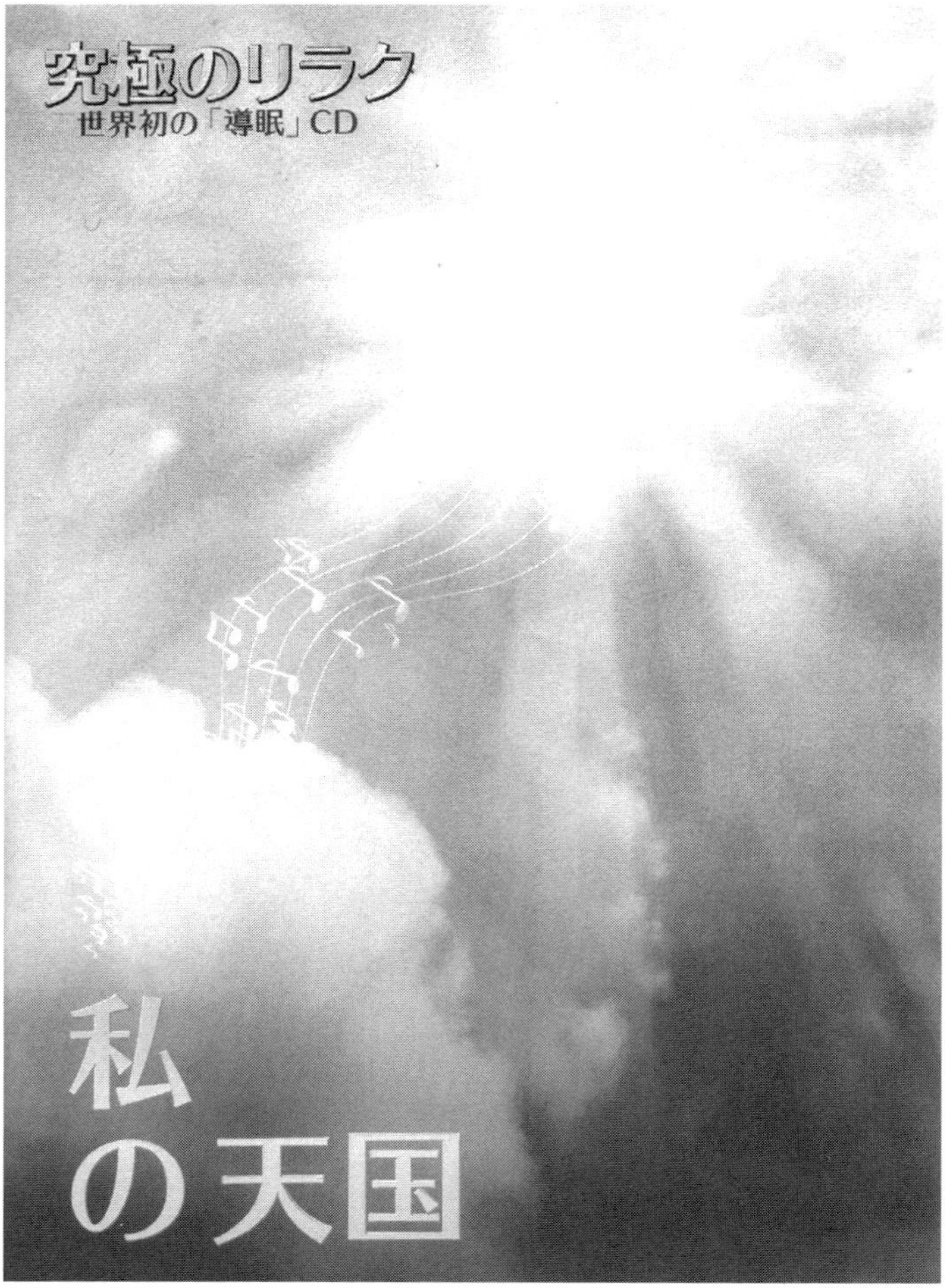


眠りに導く究極のセラピーＣＤ「私の天国」
自死増・ガン増時代に贈る健康長寿へいざなう、もう一つの最新セラピー。なんと音の無い世界こそ最高のセラピーと無音へ導く音（楽）とは!?　世界初の試み

この研究の成果である「導眠・導無音による究極のリラクゼーション・セラピー」（CD）「私の天国」は２０１８年10月に完成しました。（２０１９年現在発売中です。TEL０４６６—２３—８３３８）

## ♪自然睡眠へと導く画期的CDを発売

ミュージックセラピーのCDは、Aが「癒しのセラピー」、Bは「元気の出るセラピー」、Cは共鳴し合える「愛しのセラピー」、Dは「リラク選集」で、そしてEが、無音へと導く、導眠・導無音の「私の天国」です。

AからCはすべて鑑賞用です。Dは鑑賞とリラクゼーション効果の音が半々。そしてEは、リラク導眠から無音へ入るための画期的CDです。恐らくギター６０００年史上、最高に副交感神経を働かせるものかもしれません。

Dの「リラク選集」は、すでに10数ヶ所のエステサロン等でも用いられていますが、Eは、リラクゼーションを欲する個人個人の究極の自然睡眠へと導くCDになると確信しています。最良のリラクCD「私の天国」をぜひ体感してみてください。

エステサロン等では、そのまま*pp*（ピアニッシモ）で流していただくと、無音世界へ導くよう緻密なタイムを計算して作りましたので、編集の手間は一切なしで大きな効果が出るはずです。

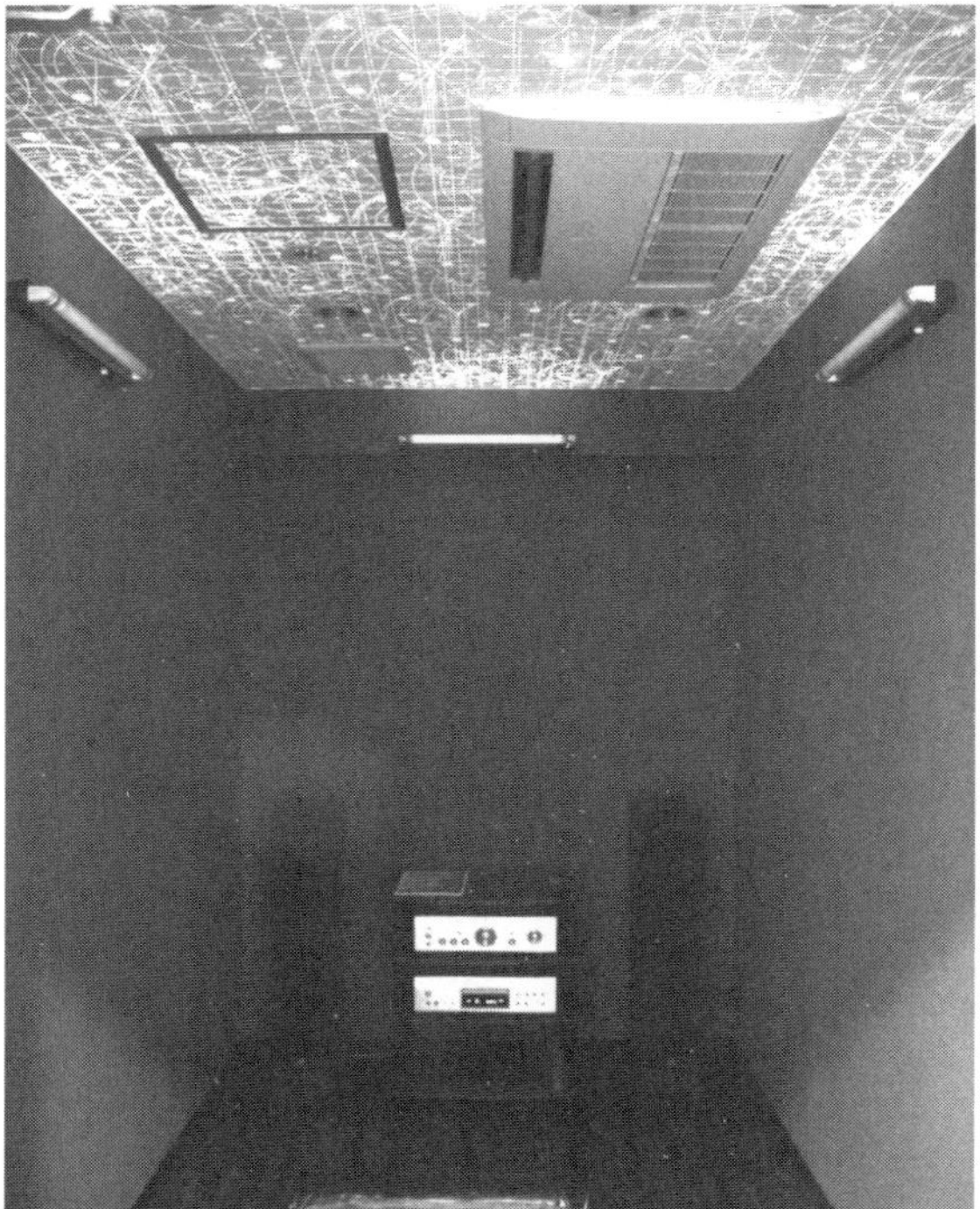

新堀学園ライブ館のミュージックセラピー室
星空のもとのリラクゼーション

# 第4章　アロマセラピーで健康長寿が実現！

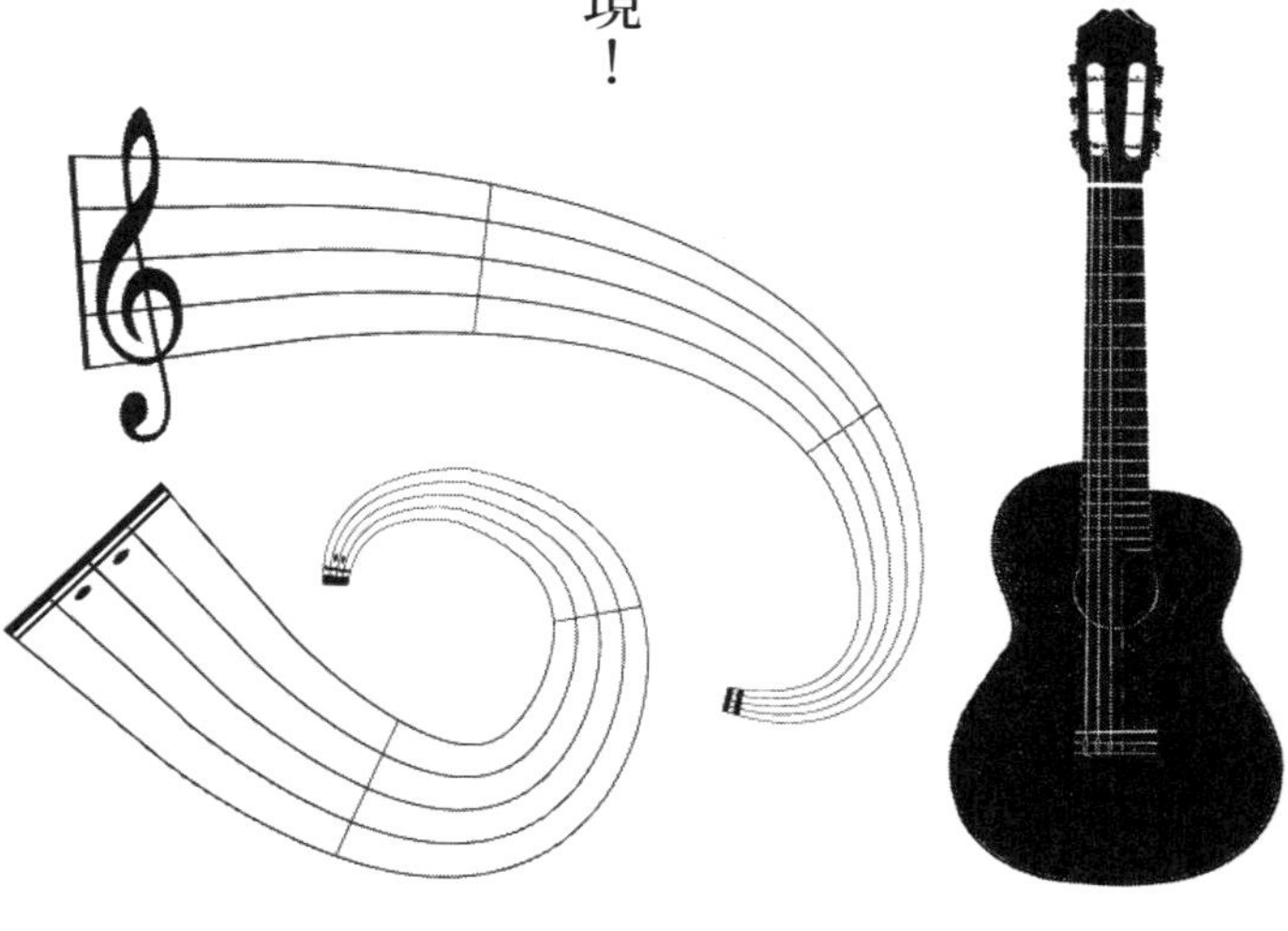

## 1. 古代人類が取り入れた総合療法

### ♪撥弦楽器の音色（ギター）＋香りの効用

私が半世紀にわたって体験してきた現在のセラピー（療法）の実態についてお話しします。

古代人類は、現代のように優れた機器が存在しないぶん、現代人よりも五感が優れていたであろうと推測されます。そして、健康長寿のために様々な行事を行なってきた証拠が、数々の遺跡に残されています。

自然界の身近な植物や香り、音などを使って整体していたであろうことは間違いありません。中でも、古代ハープ（ギター属）の音は、人に癒しと力を与えたのではないかと、当時の曲の作り方からもわかってきました。撥弦楽器の音には、音色に加え減衰して行く音の波動が存在します。その波動だけでも効果的ですが、さらに「香り」を併せることで大きな効用が得られます。音と香りが脳の疲れを癒し、リラックスすることを昔の人はよく知っていたのです。

つまり「アロマ＋ミュージックセラピー」こそ、心身の最もバランスのとれた総合療法の原点だったのです。（手話の分野でもわかりやすいですが、言葉や音が少ないほど人は感性が敏感でアクションは豊かであったに違いありません。香りに対してはもちろん、聴力も優れていたことでしょう。アロマの効果も現在の数倍も効いたはずです）

## ♪脳の回復整備に必要な音楽

身体の構造や機能について理解するようになると、ツボを加圧する療法が進み、さらにリンパ神経系のマッサージやストレッチも加わりました。

そして現代では、次から次へと新しい機器類が生まれています。医学界やエステ界でも、優れた機器の開発競争にますます拍車がかかっているほどです。

身体の中で最も大切なのは、脳の回復整備です。全身をコントロールしているのは脳だからです。脳が健康で生き生きとしていなければ、健康体にはなれません。そのためには、脳の感覚を司る部分（つい近年まで「右脳」と言われていた部分）を活性化させることです。

人は神が与えてくれた優れた受信装置を持ち合わせています。これは後天的に備わったのではなく、人がもともと持っている感覚であり、音に共振共鳴するのもその一つといえます。故に脳を回復して整えるには、音楽を利用するのがもっとも効果的といえるのです。

## ♪特別なホルモンが発生する「気持ちよい音」

音には脳が感じるいろいろな響きがあります。たとえば、「ド」と「ドのシャープ(半音)」の音を同時に鳴らした音（重音）を聞いてみてください。これは短2度の響きですが、不安をあおるような、じつにいや〜な感じがしませんか？

逆に、「ド」と「ミ」の重音を聞いてみてください。この長3度の響きは、とても溶け合っていて、気持ちよく感じると思います。

「気持ちよい」と脳が感じると、脳内でα（アルファ）波やβ（ベータ）エンドルフィンという、脳神経伝達物質のホルモンが発生します。このホルモンによって、人は幸せを感じ、全身がリフレッシュします。

リラックスした状態のときに出るα波、さらに活発になると、βエンドルフィンが生み出され、痛みをやわらげ、陶酔感も引き起こす作用があり、太古の時代から人類はそのことを知っていました。セラピーには音楽が必要不可欠であることは明らかです。すべてのセラピー（治療法）に、音楽を大いに活用してほしいと思います。

## 2. マッサージ・トリートメント、加圧、ストレッチ他

古代から現代へと歴史は進み、音楽や香りに2次的に加わったのが、マッサージ・トリートメント、加圧、ストレッチ、指圧などです。

ここからは、私が50年以上にわたって体験し、アンチエイジングどころか、若返らせていただけたサロンを紹介いたします。長所短所もあわせて、私の感想を述べますので、皆さんの健康長寿の参考にしていただければ幸いです。

## ♪若返りが実現する「スカイスパ YOKOHAMA」

私が最も活用しているサロンは、「スカイスパYOKOHAMA」(横浜駅東口直結)です。14階の休憩室からベイブリッジが一望できる天空スパですが、この店の特徴は、高濃度炭酸泉、サウナ、溶岩浴、洗身、トリートメント、一般のマッサージ、アロマテラピー、タイ古式整体、ヨガ、ネイルと、メニューが充実していることです。自分の今の身体の状況に合わせて選ぶことができます。

横浜市西区高島2―19―12スカイビル14F　TEL045(461)1126

## ●アロマリンパデトックスの「フェルマータ」

14階にある「フェルマータ」のアロマリンパデトックスは、ボディ及びフェイシャルのメニューがあり、リンパの流れをスムーズにし、しっかりデトックスします。エッセンス(精油)はオリジナルで、好きなものが選べます。セラピストの指名、BGMをリクエストすることもできます。完全予約制です。

短所は部屋が狭すぎること。時にはセラピストがベッドにあたり、その衝撃で目覚めてしまう時もありました。また、最近はかなり静かになりましたが、以前は空調の音がうるさくて困りました。技術はA級、優れた施術者が揃っています。廣田弓子社長の努力の賜物でしょう。

## ●整体ストレッチの「タイ古式マッサージ」

同階の「タイ古式マッサージ」は、看板にマッサージと書いてありますが、本来の整体ストレッチです。セラピストが全身を使って、床で施術するので、力加減を一層巾広く出来ます。身体が動く（曲げられる）ギリギリまで、両手足を同時に用いて、腕も両足の付け根も深くストレッチしてくれます。その日の体調に合わせて、必要な箇所に合った加圧を、加減しながら施術するのですが、圧迫から力を抜く瞬間に微妙なヒネリを加えるなど、テクニックはじつに見事です。他国籍のAランクの施術者も揃っています。

## ●素っ裸で行う気持ちのいい「あかすり」

13階の「あかすり」のチームは、まれに見る研究熱心な人がいます。「あかすり」という看板が気の毒なほど、整体の技術力をグングンと上げています。

たとえば80分コースでは、あかすり＋ソープ洗身＋トリートメント各種＋足の角質取り＋フェイシャル＋洗髪＋ヘッドスパ＋全身を発汗パラフィンシートで痩身までしてくれます。

なんといっても気持ちがいいのは、素っ裸で行うこと。身体に何もつけなければ、施術者の両手は腰でいったん止める必要がなく、下半身から上半身まで（足裏から首・頭まで）リンパ液を一気に流すことができます。身も心（脳）も最高にリフレッシュして、非常に疲れが取れるのです。こちらはA級の人が二人います。

## ♪身体と心、両方の治療が大切

施術の際、前述のように下着をつけないところと、エステサロンのように紙ショーツにはきかえるところがありますが、長年の体験から正直に述べれば、身体に何もつけずに、A級レベルのセラピストによって思いきり施術していただくのが一番です。

14階の「フェルマータ」の隣室には従来からの指圧マッサージ室がありますが、ここではスカイスパ専用の部屋着の上からの加圧となり、ツボへの刺激が中心です。初期には長期にわたり通っていた（現在もたまに）のですが、やはり部分的な指圧だけでは身体が満足しません。もっとも適切な治療法は、部分的に行うのではなく脳を含む全身を整体することだと思います。

ここは香りも音楽も施術プログラムにはないようです。このような店が全国でも多いと思いますが、音や香りを加えた身体と心と両方のバランスの取れた全身を整える施術が大切です。古代から伝わる治療こそ「健康長寿持続」につながるのだと思います。

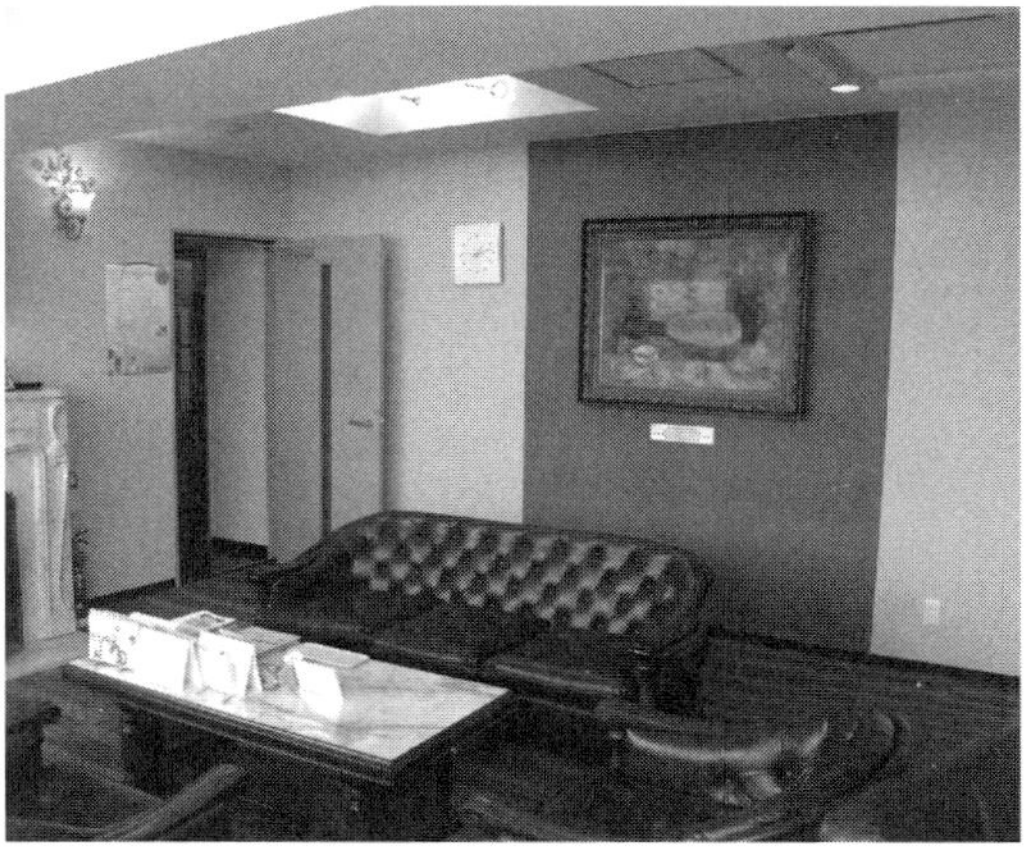
新堀学園ライブ館内

## ♪心身総合ケアの「フェルマータ」藤沢本店

藤沢駅北口の新堀学園ライブ館は、土地面積250坪に地下1階から4階（実質5階）まで、全フロアーが健康長寿＝生きがい創りの総合ビルです。

地下1階の、ライブハウス*N*ではパーティーや熱いライブが楽しめ、その隣のバー「プレリュード」も利用できます。

1階は様々なレッスン室が並び、2階は合奏やイベントで利用できるスタジオと各種の個室が並びます。3階

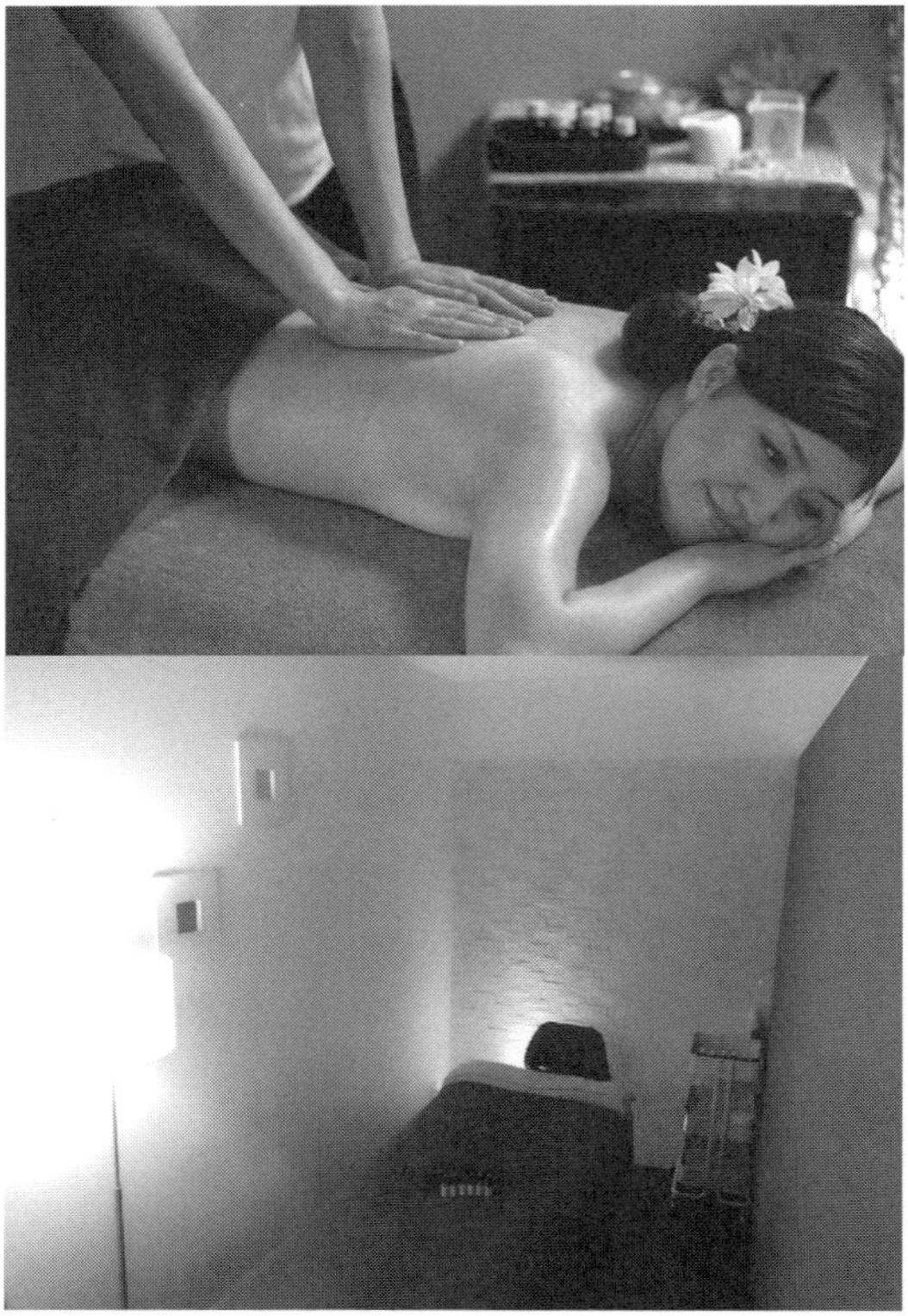

心身を癒すビューティーサロン「フェルマータ」

にはコンサートは勿論、発表会やパーティー、ダンス、そして元映画館なので本格的な映像も楽しめる「楽友ホール」があります。ロビーにはバーの設備があり、シャンパン片手に庭園を眺めくつろぐことも出来ます。そして4階が「フェルマータ」本店で、暖炉やバーカウンター付きのサロンで絵画も楽しみつつ、完全予約でアロマテラピー等の施術が個室で受けられます。シャワー室、パウダー室の他に、米国でも定評のラドン浴室も設備されています。この藤沢の「フェルマータ」は、2018年度、湘南地域でリピーター率ナンバーワンに選ばれた実力店です。是非お試しください。

藤沢市藤沢93 新堀学園ライブ館4階
TEL 0466(24)1811

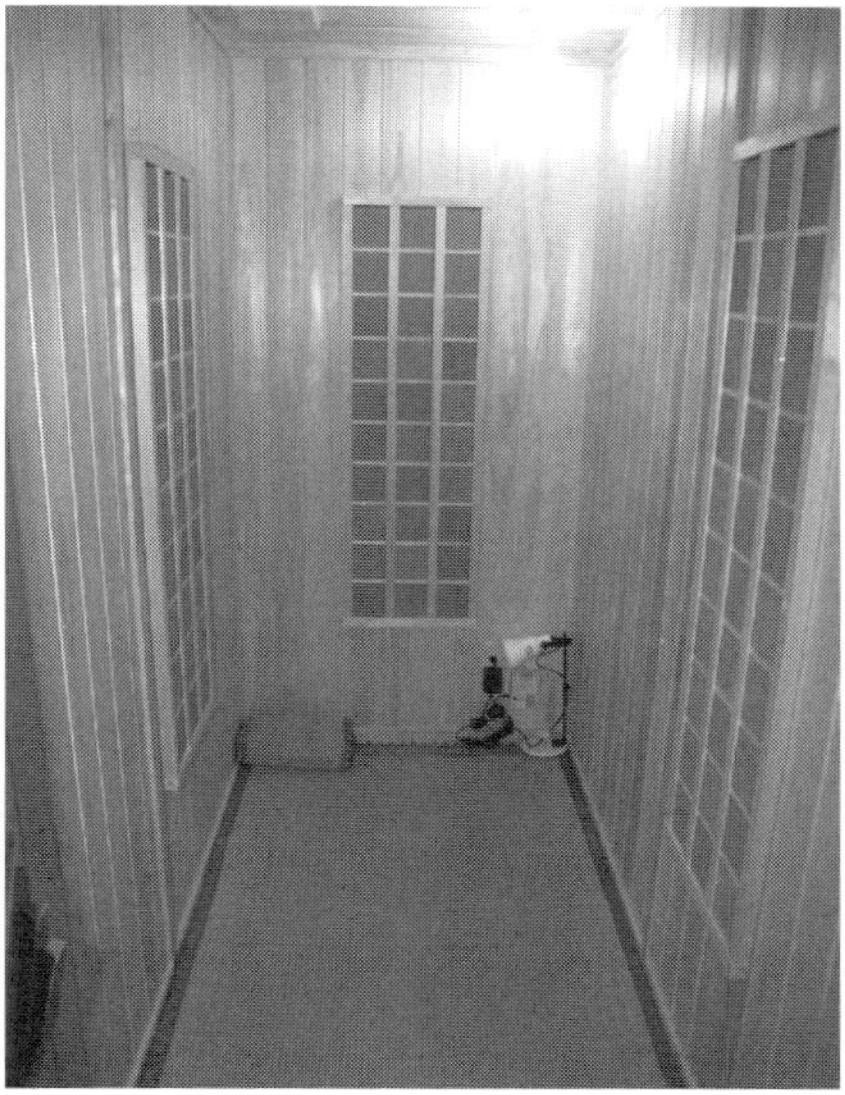

ラドン浴は未病の改善にも効力を発揮します

♪葉山の一軒家独り占め「(Ｒｉｈａｎｄ(リハンド)」

逗子駅からタクシーで10分、葉山「風早橋」バス停手前、静かに佇む昭和時代の平屋一軒家です。リフォームされた古民家で、実に細やかな気配りが隅々まで行き届いていて、気持ちが直ぐに良くなります。女性一人、舟田里奈さんの人柄が自然に溢れ出ているアロマ店です。立派なベッドが二台並び、一台は本格的なヘッドスパ用で、洗髪用の機器もきちんと備わっています。もう一台がアロマトリートメント・整体用です。稀に見る最高の気配りと施術で、この人を超えるレベルの人は滅多にいない、トップレベルです。「弱かったら言って下さい」などの問いかけは一切不要で、どんな身体の何処にどの様な強さが必要かを直ぐ把握し、施術出来る人です。

一切の講釈無しで、フェイシャルのどこかで超音波機も使用したのに、殆どわからない位上手な技術です。この技術にふさわしい動きと、きれいで丁寧な言葉が効果をぐんと上げています。お薦め店です(「私の天国」ＣＤも楽しめます)。

三浦郡葉山町堀内６７０　ＴＥＬ ０８０(５１９５)５６００

## ♪太古からの技法に勝るものなし

伊豆の標高770メートルの所に「十国峠」があります。時には雲海の上から夕日を浴びた白帽子の富士を拝むことが出来ます。あまりの絶景に、千年以前から法師の皆さん達にも、「天国とは、こういう所ではないか」と言われて来ました。一人でハンドルを握っていると、思わずゆっくりブレーキを踏んでしまうほどです。この時、脳から盛んにα波が出ます。じつは、快適な睡眠に入った時も、4000ヘルツの最高の音楽に身を任せた時も同じなのです。

私は30代の頃から、内外で身体整備のために様々なストレッチ、加圧、マッサージ、アロマセラピー等々を体験し、データを集めてきました。そして引っ越す度に、自宅にあらゆる工夫を重ねた健康設備を整えました。

その結果、いかなる手技も、いかなる機器も、やはり太古の昔から行なわれて来たギター属＝撥弦《はつげん》楽器と香り（アロマ）の有無で、その効果は非常に差が出ることがわかったのです。それは、マッサージだけとか、指圧だけではなく、必ず「音楽と香り」が併用されている施術に勝るものはないという結論です。いかなる身体の疲れも、必ず脳の活動の疲れとイコールだからです。

♪アロマミュージックセラピー「熱海 ふふ」

25室しかない、癒し専門のホテル「熱海 ふふ」に、フランス流リラクに徹した「シスレー」のアロマセラピーコースがあります。私の知る限り、これぞ第一級の本来のアロマです。

うつ伏せになってから、ゆったりと深呼吸から入ります。やがて私が息を吐くリズムに合わせて、施術者が実に静かに両手を添えます。次にホットタオルを足裏から少し速めに滑らせ、紙パンツがないかのような流れで肩まで行き、90度に下ろして腕の指先まで一気に流してくれます。その両手の先の床面には、今の私の体調に合わせた香りの壺が用意されていて、深呼吸の効果で脳に染み渡っていきます。

広々とした白い壁の部屋は、床からのソフトな間接照明で優しい光に癒されます。（ベッドよりも低い位置の照明こそ本物）施術者は必要最低限の言葉で静かに語りかけてくれます。施術中の120分間、夢の天国に居続けることができます。

最大の特長は、ミュージックセラピー重視のヨーロッパ本来の贅沢さで、優しいギターサウンドがあることです。間違いなくα波を呼び出し、脳も身体もリラックスさせてくれます。術後は、ハーブティーのほのかな香りの中で、その日使用した12種の精油の解説文にピンクの印をいただき、「悠々一人旅コース」の宿泊室に戻ります。部屋の檜風呂の温泉は、アロマ・ミュージックセラピーの効果を倍増し、極上の気分が味わえます。

熱海市水口町11―48　TEL 0557（86）3646

## ♪熱海・錦ヶ浦の「リジューヴ」

熱海にある「リジューヴ」も、ギター音楽付きのエステティックサロンです。サロンからは熱海の名勝「錦ヶ浦」が眼下に一望できるロケーションが素晴らしく、軽擦法と強擦法を組み合わせた、上質の鋭敏な神経を蘇えらせる専門の技術が特長です。ストレッチも指圧も、機器はいっさい使用せず、アロマセラピーとギター音楽を用いた脳のリラクゼーションをとても丁寧に引出した見事な施術だと思います。

ギター（撥弦楽器）の減衰音効果活用をよく知る、日本を牽引するリーダー達の脳を癒してくれる隠れ家的存在のサロンです。

熱海市熱海1993―65　TEL 0557（82）0539

## ♪「あたみ百万石」のスパ

60代までよく通っていた「あたみ百万石」のスパは、脇に温泉プールが付いていて、ここで都会から持って来た緊張を自らほぐし、その後、整体室へというコースでした。これも、とてもよく効いたと思います。個室付きのパウダールームで着替え、施術室に入ります。痩身のために全身をビニールで包み、天井から等身に近い大きな赤外線ストーブが降りてきて蒸されます。これはとても爽やかな気分にしてくれて、特に後で効いて来るやり方でした。

ここでの音楽も間違いなくギター中心で、このとろけるようなサウンドは翌日まで身体と脳を癒してくれました。20年前の感覚が、今もなおはっきりと脳裏に焼き付いています。

重度のアルツハイマー型認知症の人が、幼い頃の童謡を覚えていたり、香りや音色も同時に覚えているのと同じような感覚です。84歳の時にその確認ができたのは、我ながら大きな驚きでした。

どうやら癒しタウンといえる「熱海」には、有線放送の音楽のコンテンツにギター属がズラリと揃っているようで、私の「リラク選集」CDも使っていただいています。

健康長寿を実現できる療法（セラピー）には、「音楽と香り」が必要不可欠であるということを関係者の皆さんにもぜひ知っていただきたいと思います。

## ♪アロマ＋加圧整体の赤坂のサロン

赤坂のよく行くアロマ店は、他にない特長があります。アロマ＋加圧整体をクライアントの健康状態に合わせて2段式で行ない、アロマトリートメント↓フェイシャル↓加圧整体の総合の成果は抜群です。ベッドは2種類使い、整体用は低めでがっしりと作られたベッドで、充分に体重をかけて施術します。タイ古式の床で行なう施術の利点を取り入れたものですが、なんといってもMさんの施術は第一級であることは間違いありません。

しかも日本ではめったに体験することのできない「ラドン浴室」も同じ部屋に用意されているのです。ラドンの自然放射線の恩恵を受けられるので、市長さんをはじめ、活躍中のリーダーの皆さんの癒しの場にもなっています。

## 3．サプリメント、サウナ、温泉、ジャグジー他

### ♪放射線治療「ラドン浴」の効用

健康長寿の世界のトップランクの米国の富裕層は、日本ではあまり知られていない「ラドン浴室」を自宅に設置している人が多いようです。あまりに効果が大きいので、「ラドン浴に頼り過ぎないでください」と注意される人もいるほどだそうです。

ラドン浴は未病の改善、ガン治療後の効果にも注目が集まり話題となっています。

日本の放射線セラピーでは、鳥取県の三朝《みささ》温泉が有名で、岡山大学の20年を越える

データでも半径８㎞でのガンの発生率が極端にないことが、大学の著書でも発表されています。この温泉に流れ込む砂岩をタイルに加工し、小部屋に貼り付けたものがラドン浴室として日本では用いられています。

放射線ですから政府管理許可が必要で、私も自宅内に設置する際は〝日本の放射線の父〟と言われるK博士と対談し、「健康長寿に関して画期的によい」という結論になり、取り付けることができました。自宅に設置して既に10年以上が過ぎましたが、私はますます健康で日本男性の平均寿命を越えることができました。

## ♪男性専用の痩身と脱毛「ダンディハウス」

次は「ダンディハウス」の話です。

テレビや新聞でも宣伝されている男性専用の痩身と脱毛のエステです。音楽の効用も取り入れられた高度なレベルです。時には私の「リラクゼーション選集ＣＤ」も活用いただいています。私が通ったのは横浜駅東口店の「ダンディハウス」ですが、フランス宮殿風の明るさと格調があり、とても快適です。

まず徹底的に身体の測定、撮影をし、どのように仕上げたいかのカウンセリングが行なわれます。サウナは首顔出しの軽便なものですが、20分間、自分の両手でお腹の絞り出しを命ぜられます。シャワー後、ベッドで電気振動セラピーをやります。時には機種を変えます。次に身体を包み、天井から等身大で赤外線をかけ、蒸して行きます。シャワー後フェイシャルですが、竹林リラクを兼ねた香りのパックは絶品です。

このようなコースを3回ほど行なった後に、「リラクの日」として初めて手技のセラピーが行なわれます。この時だけ会話があり、親近感を感じることができました。男女のスタッフがおり、終了間際にも毎回測定をして、繰り返し体重計で管理をする習慣を身につけていきます。もう一つの特長は、サプリを服用することです。自宅に戻っても様々なサプリを飲み、リバウンドしないよう厳重に注意、指導されます。年間経費はサプリだけでも相当な高額になりますが、痩せること、身を引き締めることについては、かなり高い確率で成功します。そのための体力も必要となるセラピーです。

♪横須賀の名人のすごい技

次は名人の話です。横須賀の少し高齢の名人と言われた痩せぎすのオジサンはすごかったです。全身に軽く触れただけで、たちまちに根本療法に集中します。具合の良くない所を徹底して施術します。手技だけでは間に合わない場合は、足の右側も自在に使い、圧力のかけ方を変化させつつ、まるで蒸気機関車のようなリズムある声を発しつつ施術します。このリズム音のなかに、私のすべての感覚が飲み込まれていきます。

凝った肩の機能も蘇り、帰路では、車のハンドルさばきは20代のように鮮やかでした。

♪もう一人の名人、全盲の施術者

秋田の由利本荘1丁目1番。お城の隣がその場所ですが、「飛行機に乗ってでも治療にやって来る人がいる」ほどで、施術者は全盲です。そのぶん、指の感覚は恐ろしいくらい鋭敏です。本人もクライアントも最高のオーラが出ている間に施術するという考え方で、60分以上は決して施術していただけません。数秒で私の悪い所を指摘し、

「なぜ、こうなったのか」を徹底的に話してくれるのです。ゆえに「今日の治療は50分でも多過ぎる」などと、とうとうと講釈をたれるのです。そういうところが嫌だという人と、私みたいに好奇心の強い、喜ぶ人とに分かれます。

帰りのフライトが実に楽しい。一つ一つ思い出すと、それは健康長寿だけでなく、私の指揮法はもちろん、オーケストラのメンバーにとっても、とっておきの着眼点になっているので、秋田の名人には改めて感謝しています。

## ♪カリスマ器(超音波)

最新の波動発生装置「カリスマ器」は、身体内にたまった数々の病気の元となっている毒素を洗い出し、未病を改善しようとする超音波セラピーです。

弱酸性美容のベルジュバンスの店では、頭（髪の毛根）や、足のすねの毛根に向かって薬用液を流して毒を溶かして出させ、身体の内から綺麗にするという手法が有名で、私も何度か洗浄していただいたことがあります。20分位で循環の水は解毒作用でどす黒く濁り、こんなに抗生物質等の残骸が身体にこびりついていたのかと驚いた記憶があります。

カリスマ器はさらに強力でした。足の裏側からたちまちに何かが染み出て来ます。私は幸い乳白色のものが出たので、今、患っている部分は確認できなかったのですが、人によっては赤みがかったものや、時には黒みを帯びたものが出るそうです。岩下まり子セラピストは、その色を見て、ガン系の病気や心臓や肝臓等の健康状態を指摘し、即施術を開始してくれます。

フェイシャルからボディまで、愛と癒しのカリスマセラピーによる60兆個の細胞に共振共鳴する「気のセラピー」で、メニューには、「ヒーリング」コースと美顔リンパセラピー&ボディスリミングトリートメントの「ビューティー」コースがあり、店内音楽は、私の「リラク選集」が流れていました。

カリスマ器セラピーへのお問い合わせ
埼玉県大里郡寄居町寄居１１１４　株式会社ワイ・テイ・ビイ　岩下まり子
代表取締役　浅川有基

岩下携帯 080（5679）9445　FAX 049（215）3231
本社TEL 048（581）5521　FAX 048（581）5648

## ♪ 理想的なサウンドを採用した美容室「アリレイナ（ARI-REI-NA）」

追記で「ミュージックセラピー」にかなったサウンドを備えたお気に入りの店をご紹介します。

私の自宅がある葉山は、人口は僅か3万人で、海と山、トンネルが多く、車でずっと走って行ける道は2本しかありません。それもバス等が交差するのが厳しい「海岸通り」と「山手通り」だけです。自宅から150メートル下った所に、御用邸の正面へ向かう山手通りがあります。ポツンポツンと店が点在する、よくある地方の小通りなのですが、そこでは不思議な光景を目にすることができます。何と、わずか数百メートルの間隔で、美容室が何軒も並んでいるのです。好奇心の強い私は、軒並みにこれらの美容室に入ってみて、その結果「アリレイナ」というお店に決めて通っています。

もちろん、技術も高いし、ハンドやネイルの手入れもサービスで付き、設備もサービスも他店を凌ぐのですが、ここにはもう一つ、他店では絶対に味わえない素晴らしいことがあるのです。理想的な音楽サウンドの設備が整っているのです。

この葉山の美容院「アリレイナ」は、天井を見上げてもスピーカーは見当たりません。どこにいても身体を包んでくれる装置になっているのです。

三浦郡葉山町堀内１９９１　ＴＥＬ０１２０（７５）９２５５

### ♪美味しさプラス心地よさの老舗日本料理店「一葉」

この美容院と、かなり似たサウンドを作り出しているお店が葉山にもう一軒ありました。それは日本料理の老舗「一葉（いちよう）」です。ギターのフルサウンドをこれ以上ないという気配りで流し、この音色、この音量こそ、本書で説明している極上のリラクゼーションの大元です。

この店に流れているのは、私の編纂した「リラク選集」（ＣＤ）だからというわけではありませんが、「一葉」に来店し、このサウンドの中で「ああ、美味しかった」「幸せだった」という感覚は、普段よりもリラクゼーション度をぐんと上げました。

♪ポピュラーギターの「ジョナサン」葉山店

毎日爽やかな朝日に迎えられ、ソフトなギターのＢＧＭで、ライトモーニングセットをいただいています。「ジョナサン」が大好きになりました。

♪クラシックギターの「ＪＡ ＢＡＮＫ」葉山店

年中クラシックギターのサウンドで迎えてくれます。それも、こてこてなクラシックソロです。

至る所でギターサウンドが用いられる時代になりました。

# 第5章　「アンチエイジング健康チーム」奇跡実現はこうして

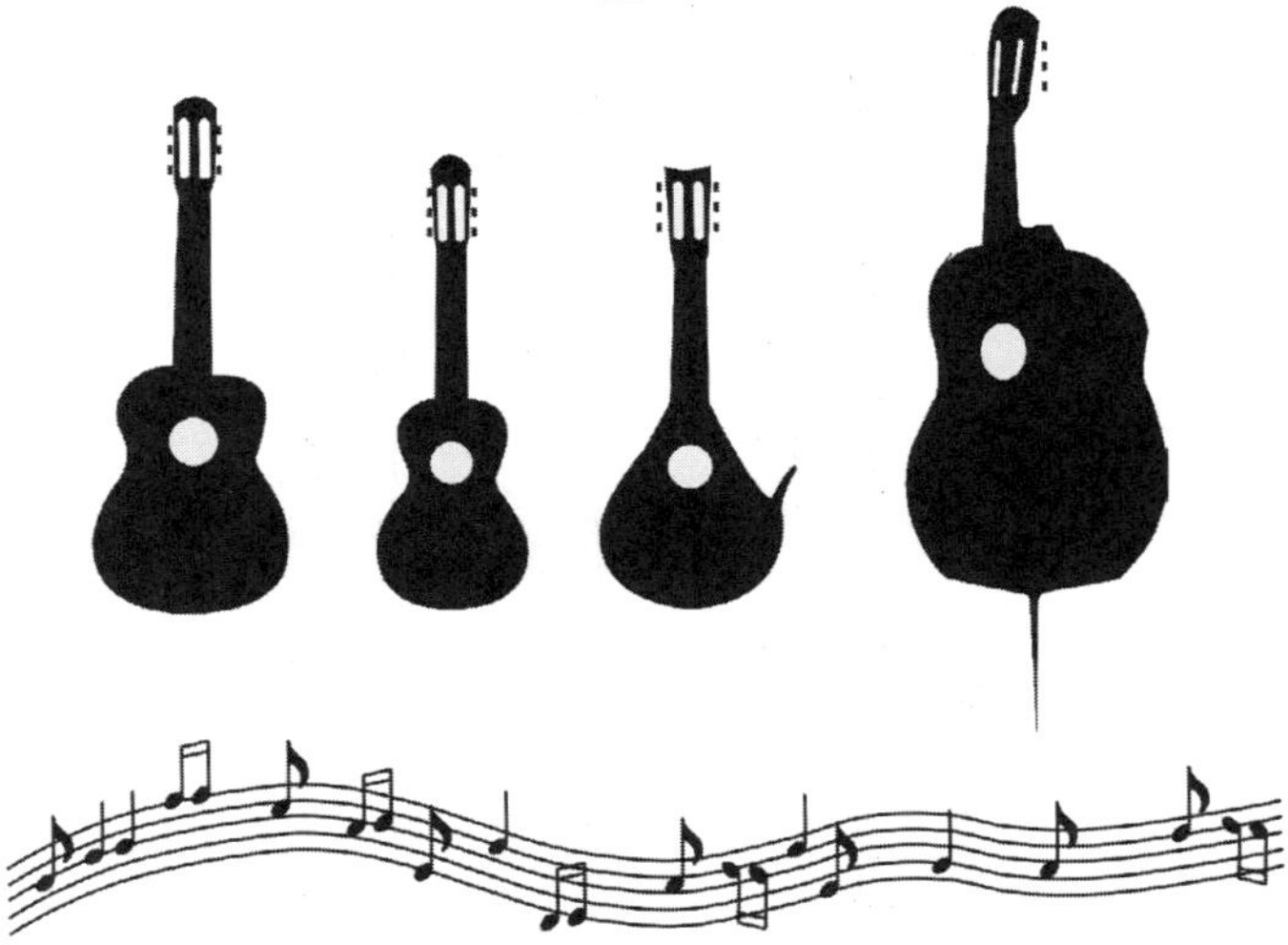

## 1. 健康長寿につながる「愛のサウンド」

### ♪共振共鳴しあうことが最高の幸福感

音楽は最高の療法です。「健康長寿」を目指すなら、音楽が欠かせません。それも「愛のサウンド」です。心に響く愛のサウンドこそが、健康に直結するカギといえます。音楽こそ健康長寿を実現し、人生のゴールに深く関わることになるのです。

心に響く音楽とは、「共振共鳴しあう」ことにほかなりません。これこそが「幸福感」につながり、最強のアンチエイジングに直結します。

第1巻にも書きましたが、幸せの鍵は「脳」にあります。「脳の健康」は、イコール「心の健康」であり、心が休まると身体が休まり、満足の状態をもたらします。生きていくうえで、心と魂の健康が何より大切なことであり、心が不健康だと、幸福感を得ることはできないのです。

### ♪脳が喜ぶ最高の音とは？

香りもオイルも手技も機器も、すべては「気持ちのいい音楽」とともにあり、その上に成り立っています。脳が喜ぶ気持ちのいい「音」がポイントで、脳に与える信号となります。

そして、その中心となった楽器が、指で直に弾くギターだったのです。つまり、「脳の最上のリラクゼーションには音楽（ギター）がもっとも効果的である」ということです。

極上のリラクゼーションを生む「無音」の空間を作り出すには、ギターの音を少しずつ用いると良いという結論に達したのです。

## ♪10～20歳は実年齢よりも若い人が多い！

今年85歳となった私が生きる今は、西暦２０１９年（皇紀2679年）です。依然として日本人の死亡原因のトップはガン（癌）です。医術も薬も日々進歩していますが、ガンの方もそれに対抗すべく、なかなかしたたかなようです。

ガンの原因として「ストレス」が挙げられていますが、「どのようなストレスなのか、その特定が難しく、その分析に時間がかかってしまっている」と、イライラを募らせている専門家もいるようです。

3年前に、ハワイ国際大学のセミナーで、「ガン患者を全員健康に出来た！」という講義を聞きました。私は同セミナーで「音楽療法」について講演したのですが、帰宅して、ふと自分達の古いデータを引っ張り出して見ると、非常に驚きの発見をしました。

それは音楽の４０００ヘルツ の波動を、10代から浴び続けている新堀の現役職員にはガンでの死亡者がほとんどなく、見た目も10～20歳く見える若い人が非常に多いのです。

## ♪ ４０００ヘルツを浴び続ける最高の環境

具体的に説明しますと、新堀メソードを学ぶ国際新堀芸術学院（第1部）には大学にあたる専門課程と、高校にあたる高等課程があります。入学時の年齢は、通常、高等課程が15、16歳、専門課程が18、19歳からでしょうか。どの科に入学した学生も、フルハーモニーのギターオーケストラを体感し、その響き＝４０００ヘルツの波動を浴び続けます。

　やがて彼ら彼女達は、専門課程（18〜22歳）を修了し、新堀の職員に採用される人達もいます。そのような職員の2世達が、再びその道に進むケースも増えてきました。私も３人の娘全員が音楽のプロになり、孫も５人となりました。本校の入学式はギターアンサンブルの生演奏入りですから、新入生達はそこでまず４０００ヘルツのフルハーモニーの波動を浴びるわけです。

　また、のれん分け（ブランド教室）した各地のベテランの先生方も皆さん非常に元気です。やはり４０００ヘルツの波動が、細胞にも脳にもよい影響を与えているからだと思います。

　私は日本人男性の平均寿命81歳を越え、今年（２０１９年）85歳になりましたが、あとに続々と続く掛け替えのない人達と、毎日の健康長寿の新記録を楽しみに、それを生き甲斐にしております。新堀グループはまさに「健康長寿集団」実現の真っただ中なのです！

## ♪人はいつまでも若々しくいられる

極上のリラクゼーションとは、身も心も「若返りができる状態」だと思っています。「アンチエイジング」という言葉は、「老化を食い止める」という意味になります。しかし、私は、食い止める＝現状維持、というだけでなく、「若返り」までを目指しています。それは、自分の体験からも言い切れることなのです。

というのも、自分の過去の映像を見てもわかります。いくつもの疾患を抱えていた体重90キロの34歳の私でしたが、現在85歳の私は、60キロの適正体重を維持し続け、疾患もゼロに近く若返りました。当時の指揮姿と今の適正体重の姿では、まるで比較にならないほど現在の方が若々しいです。今のほうがずっと若々しいと自分でも思いますし、周囲の人からもそのようにいつも言っていただいています。コンサートで、私の指揮する後ろ姿を見たお客様が、アンケートで、「若々しく素晴らしい」と書いてくださいます。「若返り」は本当に起こった話であることは間違いありません。

人はいつまでも若々しくいられるのです。ではどうすれば若さを維持できるのか、その実体験を次項で更にお話ししたいと思います。

## 2．脳をリラクゼーションに導く

### ♪心を休めるために、身体を休める

まず、働いたあとは、しっかりと身体を休めることです。その休み方が大切です。いい加減な休み方では、老化が進みます。ここが重要なポイントなので、しっかりと頭に入れてください。「休む」というと、「身体を休める」と思われるかもしれませんが、ここは「身体」以上に「心」を休めると考えてほしいのです。「心を休めるために、身体を休める」のです。そうすれば、細胞全体の新陳代謝が非常に活発になり、明らかに若返ります。疾患は軽減され、病気にかかりにくい身体になります。

つまり、「心を休める」ことを最優先して休むのです。これを「リラクゼーション」といいます。

音楽を聴いたり、演奏したりすることが「リラクゼーション」と直結し、素晴らしい効果があります。アロマセラピーもそうです。特に日本女性は、積極的にこれらを取り入れているので、世界的に見ても長寿なのでしょう。日本で１００歳を超えてい

るのは、殆どが女性です。生演奏を楽しんでいる人も、男性よりも女性がはるかに多いです。

## ♪脳の休息によって身体も休まる

私は仕事柄、50年以上も世界各国で、心身の疲労をとるための様々な身体整備を続けてきました。各国の専門技術を持ったプロのマッサージを受けたり、セラピーや施術を体験したりしましたが、それよりも勝っていたのが「脳のリラクゼーション」を優先させる方法です。脳を休めることで、身体も深く安らぐということが実感できたのです。脳を休めると身体の疲れも取れるのです。

映像で自分の指揮の動きを見ても、それは確認できました。器具を多用したり、回数を重ねたからといって、効果が強まるわけではなく、持続するものでもないと気づいたのです。

やはり、器具器械が先行してはならないのです。また、器具に頼りすぎると、自己回復力まで減少してしまうことがあるので、こちらも気をつけたいところです。

## ♪α波を生む究極のリラックス方法

心身がリラックス状態にあるとき、脳はα波に満ち、このα波が活発なときに生み出されるのが、リフレッシュ効果（若返り効果）のあるβエンドルフィンという最高のホルモン（神経伝達物質）です。

「無音」のなかでのリラクゼーションは、脳からα波が出る状態を続かせ、最高の若返りのホルモン、βエンドルフィンを生み出すことが、フレッシュな細胞を増やすカギであり、長寿の基盤となります。これについては、科学的な実証もなされ、関連本も多くあります。（ニイボリ・ミュージアムにもズラリと並んでいます）

α波に満ちた時間を多く持つ人は、健康度がアップして、長生きする可能性が高まります。また、脳をα波で満たすには、睡眠時に最もチャンスがあります。睡眠がアンチエイジングに大きく影響します。夜中に起きていたり、雑音の中で眠ったり、過度の飲食等、α波が出にくい状態で眠っても、心身のリラクゼーションからリフレッシュには向かいにくく、翌日の顔は10歳以上も年をとった酷い姿が確認できるわけです。

## 3．睡眠不足は老化を促進する

### ♪身体も脳もフル回転の毎日

私は1934年（昭和9年）生まれで現在85歳ですが、プロフェッショナルの新堀ギターオーケストラの団員や指揮者で、私より年上はいません。

演奏会の当日はリハーサルがあり、本番以上に時間をかけます。さらに前日はゲネプロ（通し練習）があります。全身（五感すべて）を用いて、ほとんど立ったままで数時間行ないます。私はかなり足も使う指揮者で、指揮台を用いると狭いスペースしか使えないので30年前から指揮台は使っていません。

また、77歳から習い始めたソーシャルダンスが楽しくて、先日も2ヶ所で4時間はダンスのレッスンを受けていました。そして本校、国際新堀芸術学院では、立ったまま90分の講義もしています。指揮法講習会でもさらに長時間全身を用います。すなわち、身体も脳もフル回転させる日が多いのです。

そんな私が元気でいられる秘訣。それは「睡眠」にあるのです。

## ♪健康維持の秘訣とは

「新堀先生の健康維持の秘訣を教えてください」とテレビやラジオのインタビューでも、まっ先に聞かれますが、答えは実に簡単です。「睡眠をしっかり取ること」です。たったひと言で済んでしまいますが、アンチエイジングどころか若返りまで出来る「睡眠」となると、次を読んで頂かないと本当の解答は得られないかも知れません。

まず言えるのは、「本物の睡眠に勝るクスリやサプリは存在しない」ということです。

しっかりした睡眠がとれないと、どんなエクササイズも美容療法も効果が薄れます。睡眠対策がもっとも重要なのです。また、充分に睡眠時間がとれたと言っても、眠っている間の音や振動はすべて副交感神経に影響して、体の清掃作業ができにくくなり、そのツケ（老化）は必ずやって来ます。

また、光が少しでも身体に当たると、清掃車（副交感神経）は、慌てて仕事を中止し、昼間に働く交感神経へバトンタッチしようという態勢に入ってしまいます。こうして溜まったものがストレスとなり、ガンをはじめ多くの病の引金（短命）となるのです。

若者は12時過ぎ、高齢者は11時過ぎまで起きていてはいけません。副交感神経の働きは、身体の老廃物を整理する言わば清掃車の役目です。身体内の掃除をする時間が不足すると、清掃しきれなかったゴミが溜まり、これが老化を早める原因になります。

## ♪健康の源は良質の睡眠

読者の皆さんは、もうお気づきだと思います。「睡眠こそが健康長寿の大カギ」であり、ここへ自然に自分を導く手段を知ることこそ大事です。何の障害もなく、誰にも邪魔されず、深く熟睡できる「良質な睡眠」が何よりも幸せづくりの大元です。

「しっかりした睡眠」には、睡眠中の副交感神経の活動を妨げないようにしなくてはなりません。そのため、寝室の環境を整えることが非常に重要です。睡眠時の雑音はもとより音楽ももちろんカットします。また、光りは無しがベストです。更に全身を通過する宇宙からの放射線や電磁波もカットします。携帯電話なども遠くに置くのがコツ。そうすれば、きっと脳も最高にリラックスできるのではないかと考え、34年前、葉山の自宅に理想的な部屋を作りました。

窓は音と光をシャットアウトし、壁には、レントゲン室のような鉛板を入れ、防音・防放射線を徹底させました。室内のドアはもちろんパッキン付きですし、エアコンの音ももれないよう遠くからダクトでつなげています。完璧な寝室で7時間以上の睡眠をとり、副交感神経がのびのびと能率よく働けるようにしました。

この寝室で30年以上、身体と心を休めてきたことで、健康と若返りを実現することができました。このような最高のリラクゼーションを得る寝室について詳しくは、第1巻をご参照ください。

## 4．音楽家の社会貢献とは

### ♪α波を生む「読経、座禅、瞑想」

悟りを得た住職さんや神父さんの顔をよくご覧ください。じつに穏やかで若々しいです。２０１５年に時宗・遊行寺のご住職・加藤円住様と対談をさせていただきましたが、用意したマイクは使わず、円住様の生声はホールいっぱいに響き渡っていました。このとき96歳とは信じられない若さに溢れた声と立ち居振る舞いでした。２０１９年、１００歳を迎える今も大変お元気です。

神職に携わる方は、毎日お祈りをします。毎日、声に出して御念仏を唱えていらっしゃる訳です。読経する、座禅を組む、瞑想する等……この時、高いレベルに達した方ほど、α波が出て、周りの人までもとてもよい状態に導きます。

職業別長寿№1は、このような宗教家（僧侶）です。音楽家（中でも指揮者が長寿）や画家も、よく瞑想して素晴らしい作品を生みます。ギリシャ時代から哲学者は長寿です。優良会社のトップ達（実業家）も長生きして活躍されている方がたくさんいます。

## ♪いつまでも若々しく生きるために

私が20年以上在籍していた横浜ロータリークラブ（ＹＲＣ）の会員は、弁護士、医師、学長も含めて経営トップ（社長）の人達が１８０人以上、毎週火曜に遅刻者なしで集います。

90歳を超えて数千人（時には数万人）をテキパキと動かしているご長寿の現役社長がゾロゾロいます。そして、トップでいることに不可能が生じた場合は、自動的にＲＣ（ロータリークラブ）会員の資格を失います。ＲＣは楽しくとも、極めて厳しい世界有数の奉仕団体です。ＲＣ会員は皆、健康長寿現役で、音楽や芸術・宗教を極めている人達が多く、α波（脳波）に関することも含め、最新の健康科学についてもよく話題に上がります。

そこで私はさらに踏み込んで、α波の出やすい方法や環境作りについて、過去には語られていない一歩先の提案を試みているわけです。

## ♪内容の濃い音楽ほど全身で聴いている

しっかりとした効果を感じるためには、気持ちを集中させやすい音響設備を整え、バランスのとれた４０００ヘルツの音楽サウンドを行き渡らせるのが理想的です。

私の書斎にあるテスト版・視聴専門家用オーディオは、前方にスピーカーがありません。室内全体にバランス良く響くようになっています。

このことを知っている演奏者とそうでない人は演奏時の呼吸法で歴然とわかります。ドレミファ～で構成されている名曲の大半は、教会のサウンドをベースとして生まれました。もしも教会の響きを知らなかったら、演奏家はもちろん、オーディオの専門家やオペレーターやＰＡ（音響）業は出来ません。

名曲は身体全体（むしろ背中）に繰り返し響き、それは直ちに右脳を喜ばせ、モルヒネ系のホルモンを生み、うっとりした状態（極上のリラクゼーション）に導くわけです。

## ♪平和な心で満たされるように

音楽を「作る人」「奏でる人」「演出する人」は誰でも万雷の拍手、それもヨーロッパなど音楽の本場と言われる地で、最高の拍手（聴衆が立っての拍手＝スタンディングオベーション）を得たいと思っています。そしてそれを見事に果たした人は、「成功した」と言われ、大きな目標を達したと乾杯します。

しかし、ミュージシャンには演奏会を成功させたら（＝よい演奏）、更にその先にもっと大切な事があると思うのです。それは、大いに社会貢献をして欲しいということです。もちろん、聴衆の各人に温かい平和心が満ちて行くように意識を持って演奏し、それを続けることも重要です。すべての社会での「目標成就」「成功」の源は「実現し、持続させること」です。そのためには健康長寿が不可欠です。

国連役員で神父さんの故W・ウォーカー博士は、私達のオーケストラ団員に、「音楽家のあなた達こそ、国連（世界に対して）に日本国が今やれる最強の平和への使者であるということをまず、奏者一人一人が自覚することである」と強く述べられました。「よい演奏」の先には、「平和心の発揚」があります。

## 5.「健康長寿実現」を叶える具体策

### ♪最先端の「超音波・波動発生装置」

さて、そろそろまとめに入ります。私が研究してきた結果の集大成です。

私は34歳の時（マエストロ・セゴビアに会った時）、身長が約１６８㎝で体重は92kgあり、血液はドロドロで、疾患が８～10個もあり、「このままでは40代で死んでもおかしくない」と医者から警告されました。それから懸命に努力を重ねて、現在85歳で59kg、疾患は２つ（１つは左眼がやや白内障ぎみ。もう１つは職業病である頸椎筋の骨化症による小指への筋の傷み）です。

現在、目は手術する程ではないとのこと。そこで残り１つの痛みを何とかしたいと努力していたのです。整形外科に行くと超音波をかけるので、それなら自宅でやってみようと思い、最先端の「超音波・波動発生装置」を購入しました。ですが、器具が到着する前に「そうだ、ガンと闘っている人達のセラピーが先だ」と思いつき、更にその効果を上げる方法に気づいたのです。

## ♪最先端の「三波法」

そして新堀ギターオーケストラの奏者や、スタッフ、地元の人達にも伝えたいと、新堀ライブ館の「楽友サロン」内にも「超音波・波動発生装置＝カリスマ器」を設置しました。

新堀ライブ館にはすでに身体の防御機能・修復機能を高めるための「ラドン浴室」がありますが、ラドンの波を浴びながら、新堀式のギターオーケストラの４０００ヘルツのリラクゼーションサウンドを聴き、超音波カリスマ器で日頃の毒を取り去るというセラピーを考えたのです。いわば最先端の三波法健康セラピーです。

「三波法」とは、①ギター音波、②ラドン放射波、③カリスマ超音波の３つの波動のことをいいます。ミュージックセラピーの「ギター」、そして良質の放射能を浴びる「ラドン浴」、更に、デトックス効果のある「カリスマ超音波」、それぞれの波動を組み合わせれば、まさに健康度アップが約束されたようなものです。

## ♪新堀ライブ館で体感

新堀ライブ館は、私のリラクサウンドによるミュージックセラピー室で、天井の星空のもとで音楽を聴くことができ、ＢＤを楽しめる現代の大画面もあり、モーツァルト時代のようにピアノと暖炉、ゆったりしたソファがあり、カウンタバーで竹林を眺めつつ、音楽名画鑑賞も出来るように造りました。
２０１９年現在では、アロマリンパデトックス「フェルマータ」の本拠として運営されています。廣田社長は、プライベートではビッグバンドも持ち、音楽にも長けているので、新堀グループの心も充分に理解できていると思います。シャワー&パウダールーム、オストメイト対応の身障者用トイレも設置しています。ここには人生を楽しみつつ、健康長寿のコースに乗れるもので満ちています。藤沢の新堀ライブ館で、健康を約束する「三波法」を皆さんも、ぜひご活用ください。

「新堀ライブ館」
神奈川県藤沢市藤沢93（藤沢駅北口徒歩４分）
TEL ０４６６（２９）８３０９
FAX ０４６６（２４）８３３９
MAIL：info@livehall.jp
HP：www.livehall.jp

「フェルマータ」TEL ０４６６（２４）１８１１

## ♪「導眠・導無音」＋「三波法」で未病を改善

私は今、未病改善をテーマにさらに一歩進めた健康長寿セラピーをモニター臨床しているのですが、３つの波動（①ギター音波、②ラドン放射波、③カリスマ超音波）、そして、無音に導く良質な睡眠こそ、「未病」改善のカギだと確信しました。

普段の生活の中に、良質の睡眠と「健康三波法」を取り入れることで、60兆個の全細胞と左脳右脳が震えて喜び、未病レベルの疾患を整えることができます。さらに自浄作用が起こり免疫力を備えることで、万病の元でもあるストレスからガンになる流れを未病の段階で食い止めることができます。しかもこの方法は、極めて心地よく楽しいやり方なのです。人生１００年時代です。ぜひ一緒に、究極のリラクゼーションを体験してみてはいかがでしょうか。

# おわりに

最後までお読みいただき、ありがとうございます。

本書では、ミュージックセラピーに触れ、音楽がもたらす効果について詳しくご紹介しました。音楽が身体に与える影響はとても大きく、「未病」改善にも直結します。「ミュージックセラピー」こそ、健康長寿の鍵となるでしょう。

音楽は、世界共通です。国籍、人種、性、年齢、貧富に関係なく、音を感じとり、楽しむことができます。神の子である人の脳は、共通した機能を生まれながらにして皆が持っています。心地よさ・平和・明るさを感じる音と、不快・不安・恐怖等を感じる音を一瞬で区別できるのです。これほどスゴイことはありません。

ただし、残念なことに、日本ではミュージックセラピーへの理解が進んでいるとはいえません。様々な団体の会合に出席する機会が多い私ですが、過去、国家予算の使い道について審議するある会合に出席したときのこと。メインテーブルには金融業、建築業、各工商業の方々の名札がズラリと並び、最も端のテーブルに観光・サービス業がまとめられ、さらにその中に私の名前が書かれた名札がありました。

2万人以上もの自殺者を生んでしまう日本です。まずは、メンタルサポートを徹底しなければならないはずです。そして、もっと文化や芸術面を重視すべきだと思うのです。本来なら、音楽チームや教育界がメインになるべきではないでしょうか。国づくりや国防、政治、経済の視点ばかりで、そろばん（お金の計算）が優先され、日本は「音楽」が軽視されやすいのが残念でなりません。

もっと、心の幸せに目を向け、心身ともに健全に過ごせる社会づくりの方法に注目していただけたらと願っています。

全3巻の「健康長寿」シリーズは、3冊とも「幸福感に満ちた健康長寿」につながっています。ダイエット成功の裏付けとなった音楽による健康長寿法から、高齢社会である日本の再生法、長い人生を生き抜くための生きがいづくりまで、すべてに「音楽」が重要な関わりを持っていることを証明する内容となっています。

第3巻のタイトルは『健康長寿の維持』です。「中・高齢者」がテーマです。「高齢者」とひと口に言っても、70歳と80歳では更にダイエット法も異なります。各年代ごとのダイエット法について、実際に体験してきた私から、データを交えながらご紹介しますので、より詳細にご理解いただけるかと思います。どうぞご期待ください。

最後に、この本の制作にあたり、湘南社の田中康俊さんと渡辺里佳さん、新堀の「月刊ハーモニー」編集部の皆さんにご尽力いただきました。厚くお礼を申し上げます。ありがとうございました。

２０１９年春　筆者記す

## ●著者プロフィール

### 新堀寛己（にいぼり ひろき）

新堀ギター音楽院（株式会社 新堀ギターアカデミー）創立者・会長、学校法人 新堀学園 理事長、ギターオーケストラ指揮者。
Doctor of Arts in Music　Doctor of Philosophy

1934年東京生まれ。57年に青山学院大学を卒業し、新堀ギター音楽院を創立。また、1961年から25年間、国立音楽大学講師としてもギター普及に努める。高音・中音・低音の各音域ギターを考案・開発。ギターオーケストラを創始し、その指導・作編曲・指揮・演奏法などを、多数の著書、演奏を通して次々と発表。これらは「新堀メソード」として1995年に「世界学術文化審議会」より「国際グランプリ」を受賞。また、首席指揮者として世界各地で行なった「音楽を通しての平和活動」が認められ、国連ＮＧＯから表彰や大使としての任命も受けている（他、受賞・表彰多数）。

2011年には、生きがいある高齢社会実現を目指し、「アンチエイジングクラブ楽友会」（現ＮＰＯ法人・楽友会）を立ち上げ、現在も音楽と健康長寿との研究・発表を続けている。

**関連書籍：『健康長寿の秘訣』（湘南社）、『音楽生活のすすめ』『ギター演奏のすすめ』（幻冬舎）他多数**

新堀式健康長寿シリーズ２『健康長寿の実現』

| | |
|---|---|
| 発　行 | 2019年5月27日　第1版発行 |
| 著　者 | 新堀寛己 |
| 発行者 | 田中康俊 |
| 発行所 | 株式会社　湘南社　http://shonansya.com<br>神奈川県藤沢市片瀬海岸３－24－10－108<br>TEL 0466－26－0068 |
| 発売所 | 株式会社　星雲社<br>東京都文京区水道１－３－20<br>TEL 03－3868－3275 |
| 印刷所 | モリモト印刷株式会社 |


ISBN978-4-434-26113-8　C0073